抗菌薬

BOOK & MAP

抗菌薬治療の要点解説書（抗菌薬 BOOK）1 冊と
抗菌薬詳細一覧表（抗菌薬 MAP）2 枚

監修　**笠原　敬**　奈良県立医科大学感染症センター・感染管理室
Kasahara Kei

著　**佐野邦明**　獨協医科大学埼玉医療センター・薬剤部
Sano Kuniaki

Signe

監修の言葉

　この 20 年間くらいの間に、感染症関係の良書がたくさん出版されました。しかし本書はそのどれとも異なる、きわめてオリジナリティの高い本です。なぜそう考えるか、その理由を説明したいと思います。

　本書は、長きにわたって臨床の最前線で実際に多職種と協力して感染症患者の診療に携わってきた薬剤師によって執筆されたものです。本書を手に取って中身をご覧になられた方は、まずその情報量の多さに驚かれるでしょう。しかもその情報に無駄はなく、そのすべてが著者が臨床に携わるなかで、必要だと感じたものです。通常このような情報はエキスパートだけが個人的にもつ限られた貴重なものですが、それを整理したうえで惜しげもなく共有してもらえることは大変うれしいことだと感じます。

　臨床感染症に関する本の多くは、疾患そのものや、身体所見、検査所見の見方や解釈について紙幅を費やし、抗菌薬の説明はさらっと流されており、物足りなく感じることが少なくありません。その点、本書は薬剤師が作成したものですから、抗菌薬の説明に抜かりはありません。著者の専門性とこだわりは、たとえば β ラクタムアレルギーの章をパラパラとめくるだけでもわかるでしょう。私は β ラクタムアレルギーについてこれほどくわしく執筆されたものを、英文も含めて見たことがありません。

　さらに特筆すべきは『抗菌薬 MAP』です。似たものはあるかもしれませんが、通り一遍の情報を機械的にまとめたものが多いなか、本書は前述のように著者が自分の業務のために作成し、更新を重ねてきたものですから、臨床現場で本当に使用できる内容になっています。おそらく薬剤師なら「こういうものがあったらいいと思っていた」「自分なりに似たようなものを作っていたけど、何か物足りなかった」という方が多いのではないでしょうか。感染症診療に関わる薬剤師なら即決で本書を購入するのではないかと思いますし、薬剤師でなければ、薬剤師と同様の知識を得ることのできる本書はやはり手元に置いておきたいと思うでしょう。

　薬剤師による単著の感染症の本は実はほとんどありません。単著には著者の性格や哲学があらわれます。私は本書の原稿を見た瞬間に、緻密で忍耐強い人間像がまぶたの裏に浮かびました。実際、本書は監修のお話をいただいてから 4 年以上の歳月をかけて作成されています。間違いのないように、漏れのないように、そして臨床現場で本当に役に立つように、まさに著者が心血を注いで執筆した本と言えるでしょう。

私は感染症専門医の立場から、主に疾患や微生物に関する記載を中心に監修させていただきました。本書は読者の方々が自分のためにメモをたくさん書き込んだり、付箋を貼ったりすることで、さらにその良さを発揮すると思います。本書が皆様の日常業務において常に手元に置かれ、利用されることで、感染症患者さんの予後が改善することを願っています。

　2022 年 4 月

笠原　敬

はじめに

　この本を手に取ったあなたは医師でしょうか？　それとも目の前で行われている感染症治療についてもう少し知りたいと思った看護師でしょうか？　感染症を勉強したいと思った薬剤師でしょうか？　抗菌薬のことを知りたいと思った検査技師かもしれませんね。さまざまな職種の方がおられると思いますが、この本を手にとった理由は、感染症に苦しむ患者を救うためにそれぞれの知識を補いたいからではないでしょうか。

　私は大学病院に勤務する薬剤師です。救命救急センター専属の薬剤師として医師、研修医、看護師、PT、OT、ST、栄養士など多くの医療職とチームを組み、最適な薬物療法を患者が受けられるよう日々の業務を行っています。

　業務を行うなかで、感染症に苦しむ患者にも出会います。配属当初、感染症について研修医に質問され、何も答えられない自分の無知に情けなくなったことがあります。今あなたがこの本を手に取られたのとおそらく同じ思いで、当時の私は青木眞先生の本を手に取りました。

　その当時、今から10年以上前には、簡潔に感染症を解説してくれる書籍はほとんどなかったように思います。青木先生の本も私にはまだ難しく幾度となく寝落ちしました。インターネットで検索しても今ほどに良質なサイトはない時代です。親しい医師に質問を繰り返し、検査技師に細菌について教えてもらいながら過ごす日々でした。

　それでも、いつしか「あ、本で読んだことある。これ知っている」と感じることが徐々に増え、医師とも実りのあるディスカッションができるようになりました。感染症治療の奥深さを実臨床で感じ、研修医の質問に答えながら一緒に治療方針を考える日々に変わっていきました。

　そんなある日、当時の救命救急センター長に「君の知識と経験を他の研修医にももっと広めるべきだ」と研修医への感染症レクチャーを頼まれました。そして「スライド作りに使いなよ」とMacBook Air をぽんと渡されて面食らったのを今でも覚えています。

　そこから、感染症治療に苦手意識をもつ研修医が少しでもその面白さや奥深さを感じられたらという思いでスライドを作り始めました。このスライド（「抗菌薬と細菌について」という名前でスライド共有サイトに置いているのでご存知の方もおられるかもしれません）が『抗菌薬BOOK』のもとになっています。また、当時、研修医向けのレクチャーのおまけとして作成した抗菌薬のスペクトルや用法をまとめた一覧表が『抗菌薬MAP』のもとになっています。

*

　今回の企画は『抗菌薬BOOK』と『抗菌薬MAP』の2つで構成されています。

　『抗菌薬BOOK』は抗菌薬が苦手と感じている医師、看護師、薬剤師、検査技師に向けて、わかりやすく読みやすい構成にしました。前半は抗菌薬に関わる基本的な知識、これだけは知っておいてほしい知識をできる限り簡潔にまとめています（①抗菌薬治療の基本、②臨床で出合う主要な細菌、③臨床でよく使用する抗菌薬）。後半には、筆者が臨床現場で疑問に感じたこと、チームの医療者などから質問されたことをもとに知識をまとめています（④妊婦と抗菌薬、⑤βラクタマーゼ、⑥血液培養、⑦敗血症、⑧抗菌薬アレルギー）。特に⑤⑥⑧は専門的な内容も含んでいるので、少し難しいかもしれません。現場で困ったなというときに読み返すとよいと思います。

　『抗菌薬MAP』は、日々私が現場で利用し改良を重ねてきた抗菌薬の一覧表です。抗菌薬のスペクトルや用法用量など様々な情報が1枚で確認できるようになっています。また腎機能別の用法用量に特化した小さいサイズの『抗菌薬MAP mini』も今回新たに作成して付けています。

　『抗菌薬BOOK』と『抗菌薬MAP』の内容は厳選しているので網羅的に知識が得られるわけではありませんが、現場で必ず役立つはずです。

　本書があなたの抗菌薬への苦手意識を少しでも払拭でき、学習の一助となれば幸いです。そして、本書があなたの助けとなって、感染症に苦しむ患者が一人でも多く救われることを切に願います。

謝辞

　様々な感染症診療で多忙を極めるなか、貴重な時間を使い本書の監修をしてくださった奈良県立医科大学感染症センターの笠原敬先生に感謝申し上げます。また、いつも私の意見に真摯に耳を傾け、活発な議論をしてくださる獨協医科大学埼玉医療センター救急医療科と救命救急センターのスタッフの皆様、そして、多方面で業務を支援してくださる同薬剤部の皆様に感謝申し上げます。

　最後に、本書の完成を長く長く待ち続けてくださったシーニュの藤本浩喜氏に心から感謝申し上げます。

2022年3月

佐野邦明

抗菌薬 BOOK & MAP
『抗菌薬 BOOK』目 次

『抗菌薬 BOOK』本編

『抗菌薬 MAP』について

『抗菌薬 BOOK』本編

本書では、図表中の抗菌薬は略語で記載しています。本書で使用した抗菌薬の略語と正式名称の対応を巻末の『本書で使用した抗菌薬略語一覧』（→ p.123）にまとめています。

1

抗菌薬治療の基本

Keyword POMEST-5Ds SAFE-Rx NICE ICSD COMS

✔抗菌薬治療の流れを理解する。
✔感染症治療に必要な情報を迅速かつ漏れなく収集するためにツールを活用する。
✔感染症治療は情報戦と認識しチームで対応する。

- 抗菌薬の不適切な使用による薬剤耐性菌の増加は世界的な問題であり、日本国内でも抗菌薬の適正使用の推進が様々な場面で求められています。現在のような状況が全世界で継続すると、2050年には薬剤耐性菌による死者が**年間1,000万人**になるとの推計も報告されています[1]。
- 抗菌薬は様々な理由（対象患者が生活習慣病治療薬と比べて少ない、耐性菌の出現で使用できなくなるなど）から製薬企業が利益を得にくい薬剤であるため、薬剤耐性菌が増加する一方で、新しく開発される抗菌薬の数は徐々に減少しています[2]。そのため、2016年に開催されたG7伊勢志摩サミットでは、抗菌薬の有効性を**国際公共財**と認識し、適正使用によりその有効性を維持する努力が必要である旨の宣言が採択されています[3]。
- では、このような情勢の中で抗菌薬を適正に使用するにはどうしたらよいのでしょうか。また、抗菌薬の処方の決定や提案の際にはどのような情報が必要なのでしょうか。この章では、抗菌薬による感染症治療の基本について解説します。

感染症治療の流れ

- **図1**に基本的な感染症治療の流れを示しました。様々な情報と変化する患者の状況から、**医療者間で連携**を取りつつ最適な治療を行うのが感染症治療の特徴です。また、抗菌薬の投与開始後も、その抗菌薬が適切なのかを考えていく必要があります。
- **図1（1/2）**では患者が発熱したときや逆に低体温のときにどのような行動を取るべきなのかを示しています。患者の発熱がすぐに感染症に結び付くわけでなく、患者情報、身体所見、バイタルサインから感染症か否かを判断します。一見、感染症のように見えて、感染症ではない病態もあるので注意深い観察が必要です。
- 様々な情報から感染症を鑑別します。入院患者では尿路感染症が最も多い感染症ですが、患者が他の感染症に罹患していることも当然あります。患者情報から感染症を鑑別する方法については、他の感染症の専門書を参照してください。
- 病歴や身体所見などの患者情報から感染症が明らかで、肺炎や尿路感染症など感染臓器が

院内での発熱 +低体温

発熱 38.3 ℃ 以上
低体温 36 ℃ 未満

・38.3-38.8 ℃：感染 or 非感染
・38.9-41.0 ℃：感染が多い
・41.1 ℃ 以上：非感染が多い

FN ？敗血症性ショック？
抗菌薬の開始 / 輸液負荷 / 昇圧薬の検討

緊急事態！

バイタルチェック
qSOFA
"SAFE-Rx" の
情報収集

流行期では
インフルエンザおよび COVID-19 確認

患者情報

✓ 既往歴＋飲酒 / 喫煙 / ペッ
　トなど
✓ 入院後の経過
✓ 薬歴＋アレルギー歴
✓ 過去の抗菌薬＋培養結果
✓ 手術歴
✓ 患者主訴（痛みの訴えなど）

身体所見

✓ 頭頸部（結膜 / 口腔内）
✓ 胸部（心音 / 呼吸音）
✓ 腹部（季肋部 / 便性状）
✓ 背部（脊柱 / CVA 叩打）
✓ 皮膚（褥瘡 / 創部）
✓ 四肢 / 関節
✓ 体外ルート / チューブ類

非感染症

■ 身体所見から
　⇨ DVT、偽痛風、SJS、TEN
■ 薬歴から
　⇨ 薬剤熱、輸血副作用
■ 生活歴から
　⇨ アルコール離脱せん妄、
　　急性膵炎
■ 血液検査などから
　⇨ 副腎不全、甲状腺機能亢
　　進症
■ その他
　⇨ 無気肺、腫瘍熱、血腫吸
　　収熱

— FEVER WORKUP —

✓ 血液検査（凝固 / 白血球分
　画 / できれば血液ガスも）
✓ 尿培養※＋尿沈渣・尿定性
✓ 血液培養 2 セット（静脈
　血でも OK）
✓ 胸部 X 線

＋オプション

✓ 肺炎？ ⇨ 喀痰培養※
✓ カテーテル感染？ ⇨ カテーテ
　ル内血液培養＋カテーテル抜去
✓ CDI ？ ⇨ 便培養 ＋ CD
　トキシンチェック
✓ 髄膜炎？ ⇨ 腰椎穿刺
✓ 感染源の制御（source control）
　デブリードマン / ドレナージ / デバイス除去

感染症

1. 腎盂腎炎（CAUTI）
2. 皮膚軟部組織感染（SSI）
3. 肺炎（VAP/HAP）
4. カテーテル血流感染（CRBSI）

*S. aureus
では下線
の感染症
に注意*

〈上記より頻度は低いが注意〉
CDI、人工物感染、急性前立腺炎、
　急性胆管炎、急性胆嚢炎

IE、椎体炎、腸腰筋膿瘍
腹腔内膿瘍、結核、EB ウイルス

※培養はグラム染色をオーダーする
　or 自分でグラム染色する

図 1（1/2）　感染症治療の基本的な流れ：院内での発熱 / 低体温

・"SAFE-Rx" は本文にて解説。
・qSOFA（quick Sequential [Sepsis-related] Organ Failure Assessment）：ICU 以外で敗血症を予測するツールで、
　意識変化、22 回 / 分以上の呼吸、収縮期血圧 100 mmHg 以下の 3 項目のうち 2 項目以上を満たすと敗血症が疑わ
　れる（→ p.77「7 章 敗血症」参照）。
・FN：発熱性好中球減少症、CVA：肋骨脊柱角、DVT：深部静脈血栓症、SJS：スティーブンス–ジョンソン症候群、
　TEN：中毒性表皮壊死症、CAUTI：カテーテル関連尿路感染症、SSI：手術部位感染症、VAP/HAP：人工呼吸器関連
　肺炎 / 院内肺炎、CRBSI：カテーテル関連血流感染症、CDI：*Clostridioides difficile* 感染症、IE：感染性心内膜炎

わかる場合には、その感染臓器から検体（喀痰、尿など）を採取します。細菌感染を疑う
場合、検体のグラム染色などによる鏡検は、起因菌を絞り込むために有用なので忘れずに
オーダーしましょう（自分で染色し鏡検するのもよい方法です）。

抗菌薬を投与するとき

患者背景

推定される感染症

微生物　　　対象臓器

"SPACE"/MRSA/ 耐性菌カバーは必要か？

多くの抗菌薬は腎排泄型
透析 / 腎機能不良では
用法用量に注意

抗菌薬の決定
他の医師 / 薬剤師 / 看護師とも相談

✓ グラム染色の結果
✓ 臓器移行性
✓ 患者の腎機能
✓ アレルギー歴

グラム染色結果は細菌検査技師にも確認！

── カルテに記載（推定で OK）──
どの臓器にどの微生物が感染
どの抗菌薬をどのような用法用量で
どれくらいの期間投与

たとえば…
E. coli による腎盂腎炎
CEZ 2g x 3 で 10-14 日間

なぜ抗菌薬を投与するのかを明確にする
カルテ記載により他の医療者へ周知

抗菌薬の開始

✓ 薬剤耐性菌の有無
✓ アレルギー / 副作用の有無
✓ 非感染症では抗菌薬の中止

── 抗菌薬開始後 48-72 時間で確認──
N 患者は抗菌薬が必要な感染症か？
I 内服抗菌薬へ変更できるか？（COMS）
C 培養から起因菌と感受性は判明したか？
E 抗菌薬の投与期間を決定したか？

適宜、上記を考察する

注射から経口へできるか
C 患者状態が改善している
O 経口投与が可能（吸収など OK）
M バイタルサイン、臨床検査値が改善している
S 特定の感染症でない

抗菌薬が効いてない？
✓ 治癒過程の自然な経過
✓ 膿瘍 / 壊死組織 / デバイスの存在
✓ 抗菌薬が到達しにくい部位の感染
✓ 薬剤熱などの非感染症の可能性
✓ 耐性菌 / 真菌 / 嫌気性菌の存在
✓ CDI の可能性

de-escalation の検討
I 初期抗菌薬で患者状態が改善
C 良い培養検体がある
S 細菌の感受性が判明している
D 狭域化が患者に不利益ではない

予定した投与期間で抗菌薬の終了

図 1（2/2）　感染症治療の基本的な流れ：抗菌薬を投与するとき
・"SPACE"：*S. marcescens*、*P. aeruginosa*、*A. baumannii*、*C. freundii*、*E. cloacae*
・"NICE" "COMS" "ICSD" は本文にて解説。

**チームで情報共有するためにも自分の考えを
言語化しカルテに記載しましょう。**

■ 感染症が否定できず感染臓器が絞り込めないような場合には、いわゆる FEVER WORKUP を行い、疑わしい感染症を絞り込むための検査、感染臓器と起因菌を明確にするための培養検査などを行います。

■ 図 1（2/2）では抗菌薬の投与開始から終了までを示しています。感染症を疑う場合、感

表1　POMEST-5Ds

P	**P**atient 患者
O	**O**rgan 臓器
M	**M**icroorganism 微生物
E	**E**mpiric therapy 初期治療
S	**S**ource control 感染源の制御
T	antibiotic **T**ime-out 再評価と最適化
D	right **D**rug and **D**ose 適切な抗菌薬と用法用量
D	**D**e-escalation and **D**efinitive therapy 抗菌薬の狭域化と最適化
D	**D**uration 投与期間
D	**D**iscussion 意見交換
D	**D**ocument カルテ記載
s	**S**witch to oral therapy 内服抗菌薬へ変更

　染臓器と起因菌などを予測して抗菌薬を選択します。多くの抗菌薬は腎排泄型のため、腎機能不良の患者では**投与量を調節**する必要があります（→ p.111「**腎機能の評価について**」参照）。

■抗菌薬を開始する際には、暫定的な診断でもよいので、想定される感染臓器と起因菌を**カルテに記載**します。抗菌薬を開始したら患者の状態を観察し、抗菌薬の効果が現れているか否かの判断をします。

■培養結果などから感染臓器と起因菌を特定できたら、**抗菌薬を最適化**していきます。そして、患者の状態が改善し臓器の感染が収まったと判断したときに感染症治療は完了です。

■**表1**に示した "POMEST-5Ds" は、抗菌薬治療に必要な基本的項目の頭文字から考えた造語です。これらを確実に確認・実施することは、感染症治療の臨床転帰、有害事象、コストにおいて有利な結果を生みます [4]。そして、感染症治療に関わるすべての医療者がこのような認識を共有することで抗菌薬治療の質は向上すると報告されています [5]。

■感染症治療は、どのような患者（Patient）の、どの臓器（Organ）に、どの微生物（Microorganism）が感染しているかを推測することから始まります。この推測から必要な検査と検体培養をオーダーし、**想定しうる起因菌をカバーする抗菌薬を選択して抗菌薬治療を開始（Empiric therapy）**します。

■ 必要に応じて膿瘍のドレナージや壊死組織のデブリードマン、中心静脈カテーテルなどの感染デバイスの抜去などで物理的に感染源を除去し、**感染源を制御（Source control）**します。抗菌薬治療開始 48-72 時間後には検査結果が得られ、感染臓器や起因菌を特定できる場合が多いため、**抗菌薬治療の再評価と最適化（antibiotic Time-out）**を行います[6]。

■ 抗菌薬治療開始時に起因菌を確定することは困難ですが、**適切な抗菌薬**を選択し、**適切な用法用量（right Drug and Dose）**で投与する必要があります。そして、抗菌薬治療の再評価の際には、広域抗菌薬から**狭域抗菌薬への変更**、判明した起因菌に**最適な抗菌薬への変更（De-escalation and Definitive therapy）**を行います。また、感染症の治療期間を検討し、**抗菌薬の投与期間（Duration）**を決定します。

■ 感染症治療の方針、抗菌薬の選択、投与期間の決定などに際しては、他の医療者と**意見交換（Discussion）**することも必要です。そして、感染症治療に関する様々な情報は**カルテへ記載（Document）**し、多職種と共有することが重要です。情報の共有により、抗菌薬の中止忘れや無意味な薬剤の変更を防ぐなどの効果を期待できます。

■ 抗菌薬を注射薬で始めた場合には、**内服抗菌薬への変更（Switch to oral therapy）**の可否も検討します。最終的に決定した投与期間と患者の臨床状況から抗菌薬を中止し、抗菌薬治療を終了します。不必要な抗菌薬投与の延長は副作用や *Clostridioides difficile* 感染症を含む耐性菌感染症のリスクを増加させるため注意します[7-9]。

どのように感染臓器と起因菌を推定し、初期抗菌薬を決定するのか ——"SAFE-Rx"

■ 感染臓器と起因菌は、患者の自覚症状や身体所見、それまでの治療歴などから推定します。そして、患者—臓器—微生物の組み合わせから初期治療に最適な抗菌薬を選択します。この過程で必要な情報は **"SAFE-Rx"**（安全な抗菌薬処方 ［文献 10 の "SAFEx" を改変］）を利用して収集します[10]。

- **"S"** Sign and Symptoms：患者の主訴、身体所見、臨床症状などの自覚症状と他覚症状
- **"A"** Acquisition：発症場所（市中での感染か、病院内や医療関連施設内での感染か）
- **"F"** individual Factors：中心静脈カテーテルや膀胱留置カテーテルなどの挿入物の有無、以前の感染症や抗菌薬使用歴、手術歴などの患者情報
- **"E"** Epidemiology：地域での感染症の流行状況や病院内もしくは病棟内での耐性菌の検出状況
- **"R"** Renal function：患者の腎機能や腎代替療法の条件
- **"x"** eXtra factors：薬剤アレルギーや薬物相互作用の有無などの情報

■ "SAFE" の情報からどのような患者のどの臓器（感染臓器）にどの微生物（起因菌）が感染しているかを推定します。特に起因菌は感染臓器がわかれば微生物感染体内図（図 2）

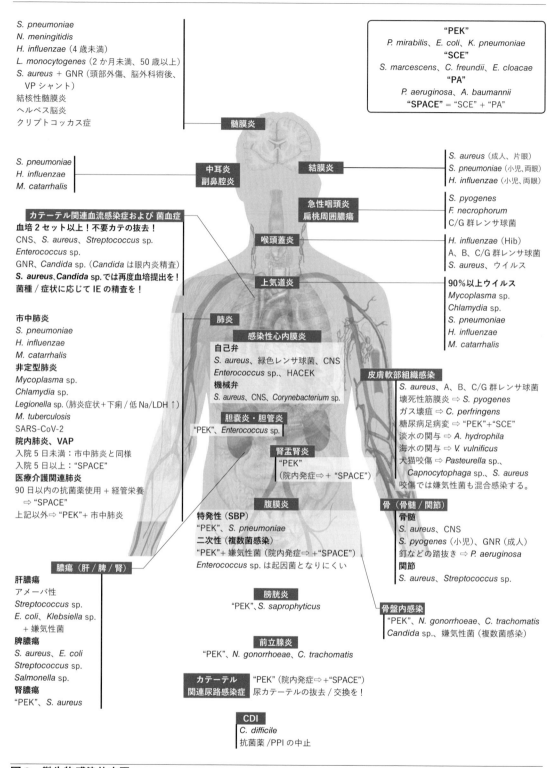

"PEK"
P. mirabilis、*E. coli*、*K. pneumoniae*
"SCE"
S. marcescens、*C. freundii*、*E. cloacae*
"PA"
P. aeruginosa、*A. baumannii*
"SPACE" = **"SCE"** + **"PA"**

髄膜炎
S. pneumoniae
N. meningitidis
H. influenzae(4 歳未満)
L. monocytogenes(2 か月未満、50 歳以上)
S. aureus + GNR(頭部外傷、脳外科術後、
　VP シャント)
結核性髄膜炎
ヘルペス脳炎
クリプトコッカス症

中耳炎 副鼻腔炎
S. pneumoniae
H. influenzae
M. catarrhalis

結膜炎
S. aureus(成人、片眼)
S. pneumoniae(小児、両眼)
H. influenzae(小児、両眼)

急性咽頭炎 扁桃周囲膿瘍
S. pyogenes
F. necrophorum
C/G 群レンサ球菌

喉頭蓋炎
H. influenzae(Hib)
A、B、C/G 群レンサ球菌
S. aureus、ウイルス

カテーテル関連血流感染症および 菌血症
血培 2 セット以上!不要カテの抜去!
CNS、*S. aureus*、*Streptococcus* sp.
Enterococcus sp.
GNR、*Candida* sp.(*Candida* は眼内炎精査)
S. aureus、Candida sp. では再度血培提出を!
菌種 / 症状に応じて IE の精査を!

上気道炎
90%以上ウイルス
Mycoplasma sp.
Chlamydia sp.
S. pneumoniae
H. influenzae
M. catarrhalis

肺炎

市中肺炎
S. pneumoniae
H. influenzae
M. catarrhalis
非定型肺炎
Mycoplasma sp.
Chlamydia sp.
Legionella sp.(肺炎症状+下痢 / 低 Na/LDH↑)
M. tuberculosis
SARS-CoV-2
院内肺炎、VAP
入院 5 日未満:市中肺炎と同様
入院 5 日以上:"SPACE"
医療介護関連肺炎
90 日以内の抗菌薬使用 + 経管栄養
　⇒ "SPACE"
上記以外⇒ "PEK"+ 市中肺炎

感染性心内膜炎
自己弁
S. aureus、緑色レンサ球菌、CNS
Enterococcus sp.、HACEK
機械弁
S. aureus、CNS、*Corynebacterium* sp.

皮膚軟部組織感染
S. aureus、A、B、C/G 群レンサ球菌
壊死性筋膜炎 ⇒ *S. pyogenes*
ガス壊疽 ⇒ *C. perfringens*
糖尿病足病変 ⇒ "PEK"+"SCE"
淡水の関与 ⇒ *A. hydrophila*
海水の関与 ⇒ *V. vulnificus*
犬猫咬傷 ⇒ *Pasteurella* sp.、
　Capnocytophaga sp.、*S. aureus*
咬傷では嫌気性菌も混合感染する。

胆嚢炎・胆管炎
"PEK"、*Enterococcus* sp.

腎盂腎炎
"PEK"
(院内発症⇒ + "SPACE")

腹膜炎
特発性(SBP)
"PEK"、*S. pneumoniae*
二次性(複数菌感染)
"PEK"+ 嫌気性菌(院内発症⇒ +"SPACE")
Enterococcus sp. は起因菌となりにくい

骨(骨髄 / 関節)
骨髄
S. aureus、CNS
S. pyogenes(小児)、GNR(成人)
釘などの踏み抜き ⇒ *P. aeruginosa*
関節
S. aureus、*Streptococcus* sp.

膿瘍(肝 / 脾 / 腎)
肝膿瘍
アメーバ性
Streptococcus sp.
E. coli、*Klebsiella* sp.
　+ 嫌気性菌
脾膿瘍
S. aureus、*E. coli*
Streptococcus sp.
Salmonella sp.
腎膿瘍
"PEK"、*S. aureus*

膀胱炎
"PEK"、*S. saprophyticus*

前立腺炎
"PEK"、*N. gonorrhoeae*、*C. trachomatis*

骨盤内感染
"PEK"、*N. gonorrhoeae*、*C. trachomatis*
Candida sp.、嫌気性菌(複数菌感染)

カテーテル 関連尿路感染症
"PEK"(院内発症⇒ +"SPACE")
尿カテーテルの抜去 / 交換を!

CDI
C. difficile
抗菌薬 /PPI の中止

図 2　微生物感染体内図

(文献 32、34 より作成)

・GNR:グラム陰性桿菌、CNS:コアグラーゼ陰性菌、VAP:人工呼吸器関連肺炎、IE:感染性心内膜炎、PPI:プロトンポンプ阻害薬、SBP:特発性細菌性腹膜炎
・HACEK:*Haemophilus* sp.、*Aggregatibacter* sp.、*Cardiobacterium* sp.、*Eikenella* sp.、*Kingella* sp.

を用いて簡便に推定することができます。

■『抗菌薬 MAP』を参照し、推定される感染臓器に移行して起因菌をカバーできる抗菌薬を選択します。この際、"Rx" の情報から患者の腎機能と抗菌薬アレルギーを確認し、選択した抗菌薬投与の可否（必要に応じて代替抗菌薬の選択）と用法用量を決定します。

■抗菌薬の投与前には、感染臓器と起因菌を特定できるような検査（抗原検査や特定のマーカーの確認など）と検体培養（血液、尿、喀痰など）をオーダーします。検体培養は起因菌の特定に必要不可欠な検査であるため、必ず実施します。特に血液培養は少なくとも **2 セットを実施**します。

■感染症を疑った際は、qSOFA や SOFA スコアなどを利用することで早期に敗血症に気づくことができます（→ p.77「**7 章 敗血症**」参照）。特に敗血症性ショックでは**迅速な対応が**必要で、考えうる感染臓器と起因菌をカバーする抗菌薬の投与をできるかぎり早く開始します。重症で緊急性がある場合には、まず必要な対応を行い、その後に "SAFE-Rx" を利用して情報収集します。

■医師は、抗菌薬を処方した際、疑われる感染症と抗菌薬の投与計画（選択した抗菌薬、用法用量、投与期間）を**カルテに記載**します。また、他の医療者も感染症治療に関わる情報を得た場合、その情報を他職種と共有するためカルテに記載します。質の高い感染症治療を行うためには、医療者間での**情報共有が重要**です。

抗菌薬治療の再評価と最適化（antibiotic time-out）では何を行うのか ——"NICE"

■抗菌薬の投与は、多くの場合に「感染症疑い」で開始されます。そして、抗菌薬治療開始から 48-72 時間経過すると検体培養と臨床検査の結果が判明するため、患者の状況から抗菌薬の継続投与が必要か否かを検討します[11]。

■抗菌薬投与開始後、遅くとも 72 時間までに **"antibiotic time-out"** と呼ばれる**抗菌薬治療の再評価と抗菌薬の最適化**を行います。これは抗菌薬を適正に使用するために必要なことで、具体的には以下の 4 項目 "NICE" を検討します[12]。

- **"N"** Need for antibiotics：抗菌薬の必要な感染症である可能性が高いか？
  →抗菌薬に反応する感染症であれば、診断を確定します。非感染症であれば、抗菌薬の投与を中止します。
- **"I"** IV to PO switch：注射用抗菌薬を内服抗菌薬へ変更できるか？
  →消化管に問題なく内服薬が利用でき、臨床症状が安定している場合、内服抗菌薬への変更を検討します。
- **"C"** Cultures and sensitivities：培養結果と抗菌薬感受性結果は判明しているか？
  →起因菌と推定される細菌培養結果および感受性結果が判明した場合、狭域抗菌薬への変更（de-escalation）を検討します。
- **"E"** End date：抗菌薬はいつまで継続するか？
  →感染症の治療方針を決定し、抗菌薬の投与期間を決定します。

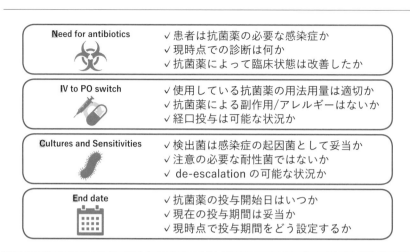

Need for antibiotics	✓ 患者は抗菌薬の必要な感染症か
	✓ 現時点での診断は何か
	✓ 抗菌薬によって臨床状態は改善したか
IV to PO switch	✓ 使用している抗菌薬の用法用量は適切か
	✓ 抗菌薬による副作用/アレルギーはないか
	✓ 経口投与は可能な状況か
Cultures and Sensitivities	✓ 検出菌は感染症の起因菌として妥当か
	✓ 注意の必要な耐性菌ではないか
	✓ de-escalation の可能な状況か
End date	✓ 抗菌薬の投与開始日はいつか
	✓ 現在の投与期間は妥当か
	✓ 現時点で投与期間をどう設定するか

図3　antibiotic time-out チェックリスト

- 図3は筆者が実際に臨床で用いている "antibiotic time-out" の際のチェックリストです。このチェックリストに従って患者を評価しチームでディスカッションを行い、抗菌薬の最適化を行います。

抗菌薬の de-escalation では何を考えるのか──"ICSD"

- いわゆる**広域抗菌薬**とは第4世代セフェム系、カルバペネム系、アミノグリコシド系、ニューキノロン系などの抗緑膿菌作用のある抗菌薬を指し、広域抗菌薬療法は抗緑膿菌作用と抗 MRSA 作用のある抗菌薬の併用と定義されています[13]。

- **de-escalation** とは、多くの細菌に効果のある抗菌薬から、より少ない細菌に効果のある抗菌薬へ変更すること、もしくは抗菌薬を中止することを意味しています[14]。すなわち広域抗菌薬から抗緑膿菌作用のない抗菌薬（狭域抗菌薬）への変更や、狭域抗菌薬でもさらに狭域な抗菌薬への変更、多剤併用の場合には少なくとも1つの抗菌薬の中止もしくは変更とされています[15]。

- de-escalation は、多くの感染症で死亡率を上昇させることなく**安全**に行えると報告されています[14-17]。また、de-escalation により重複感染の発生率や感染症の再燃率は変化しません[18][19]。ただし、多剤耐性菌が検出された場合、適切な de-escalation が行えないことがあります[20]。

- de-escalation を安全に行うためには、少なくとも以下の4項目 "ICSD" を満たしている必要があります[21]。

  - **"I"** Improvement of clinical status：抗菌薬の投与によって**患者の状態が改善している。**
    →臨床症状、検査値などから患者が改善しているかを確認します。また、他の部位に感染症がないことも確認します。

  - **"C"** good Cultures collected：治療中の感染症の感染臓器と起因菌を特定できる**培養検体が得られている。**

→無菌性の検体（血液、髄液、骨髄、胸水、滑液）で細菌が検出された場合には起因菌である可能性が高いですが、非無菌性の検体（尿、皮膚、創部、喀痰など）では定着や汚染も考える必要があります。そのため、良質な検体が得られているかを確認する必要があります。

- **"S"** Sensitivities clarified：検体培養から検出された細菌を起因菌と判断でき、その**感受性が判明している。**
  →薬剤耐性の有無を確認し、de-escalation の可否を検討します。

- **"D"** no Disadvantage：選択する狭域抗菌薬が患者に対して**不利益にならないことを確認している。**
  → de-escalation した抗菌薬がアレルギー、薬物相互作用、副作用歴などの患者個々の背景から安全に投与できることを確認します。

注射用抗菌薬から内服抗菌薬への変更はどのように行うのか──"COMS"

■ 注射用抗菌薬から**内服抗菌薬への変更**は、治療効果に影響なく、静脈ラインに関連した副作用や治療コスト、入院期間の減少をもたらします[22-25]。ただし、安全に投与経路を変更するためには以下の 4 項目 "COMS" を満たしている必要があります[12)26]。

- **"C"** Clinical improvement observed：患者の臨床症状が改善している。
  →注射用抗菌薬の投与によって臨床症状が改善しているかを確認します。

- **"O"** Oral route is not compromised：経口投与に問題がない。
  →嘔吐や下痢、イレウス、吸収障害、嚥下障害がないことを確認します。また、経管投与の場合には最適な剤形を薬剤師に相談します。

- **"M"** Markers showing a trend towards normal：バイタルサインなどが正常に向かっている。
  →少なくとも 24 時間のうちに発熱（38.3 ℃以上）も低体温（36 ℃未満）もなく、さらに昇圧薬の使用なく血圧が安定しているかを確認します。

- **"S"** not a Specific indication/deep-Seated infection：特定の感染症や深部感染症ではない。
  →肝膿瘍、骨髄炎、感染性関節炎、膿胸、空洞のある肺炎では少なくとも 2 週間の注射用抗菌薬が推奨されています。黄色ブドウ球菌性菌血症、壊死性軟部組織感染症、抗悪性腫瘍薬による重症の発熱性好中球減少症、人工物感染症、中枢神経系感染症、縦隔炎、感染性心内膜炎、ドレナージ不十分な膿瘍と膿胸では原則的に内服抗菌薬への変更は推奨されていません。

■ 感染性心内膜炎では長期の注射用抗菌薬の投与が推奨されていますが、患者の特定の状況下では内服抗菌薬への変更でも治療可能との報告があります[27)28]。また、骨・関節感染でも 1 年以内の改善率は内服抗菌薬と注射用抗菌薬で変わらないとの報告があります[29]。

■ 注射用抗菌薬から内服抗菌薬への変更は、血管内留置カテーテルに関連した感染症の防止や**患者の QOL 改善**のため、可能な状況であれば積極的に検討すべきと考えます。

表2　免疫が正常な患者に推奨される抗菌薬と投与期間(この期間は絶対ではない。適切な臨床判断が最も重要)

主な感染症と起因菌		典型的な第一選択薬	標準治療期間	注意事項
市中肺炎				
	S. pneumoniae、*K. pneumoniae* など	CTRX、CTX	最短 5 日間	解熱後 3-5 日間
	Legionella sp.、*Mycoplasma* sp.、*Chlamydia* sp.	AZM	7-14 日間	代替：キノロン系
VAP（人工呼吸器関連肺炎）、HAP（院内肺炎）				
	Serratia sp.、*Citrobacter* sp.、*Enterobacter* sp.	CTRX、CTX	7 日間	重症時は CFPM
	P. aeruginosa、*A. baumannii*	PIPC、CFPM、CAZ	7-14 日間	
	MRSA	VCM	14-21 日間	
CRBSI（カテーテル関連血流感染症）、菌血症				
	CNS（*S. epidermidis* など）	CEZ、VCM	5-7 日間	・CRBSI ではすべて血培陰性を確認
	S. aureus	CEZ、VCM	14-28 日間	
	Enterococcus sp.	ABPC	7-14 日間	・菌血症では基本的に *S. aureus*、*Candida* sp. で血培陰性を確認
	グラム陰性桿菌	PIPC、CFPM、CAZ	7-14 日間	
	Candida sp.	MCFG	14-28 日間	
	IE、骨髄炎の合併症あり	起因菌により抗菌薬は異なる	4-8 週間	
CAUTI（カテーテル関連尿路感染症）		軽中等症（内服）：ST、LVFX	7 日間	・カテーテル交換 or 抜去後
	"PEK" "SPACE"、*Enterococcus* sp.	重症：TAZ/PIPC		・症状遷延時 10-14 日間
膀胱炎			男性：7 日間	
	"PEK"、*Enterococcus* sp.、*S. saprophyticus*	内服薬：CCL、ST、LVFX	女性：3-5 日間	妊婦はセフェム系で
急性前立腺炎			最低 2 週間	
	"PEK"、*Enterococcus* sp.	内服薬：ST、LVFX	通常 3-4 週間	
腎盂腎炎		軽中等症（内服）：ST、LVFX	7 日間	・腸球菌：セフェム系 NG
	E. coli、*Enterococcus* sp.	重症：CTX、CTRX		・症状遷延時 10-14 日間
蜂窩織炎				
	S. aureus、*S. pyogenes*	CEZ、SBT/ABPC	10 日間	急性炎症消失後 3 日間
***C. difficile* 感染症（CD 関連腸炎）**				軽中等症 MNZ
	C. difficile	内服薬：MNZ、VCM	10-14 日間	重症 VCM
特発性細菌性腹膜炎				
	E. coli、*K. pneumoniae*、*S. pneumoniae*	CTX、CTRX	10-14 日間	
二次性細菌性腹膜炎		軽中等症：SBT/ABPC	5-7 日間	適切なドレナージ後であれば 4 日間投与 OK
	"PEK" ＋嫌気性菌（院内発症では緑膿菌考慮）	重症：TAZ/PIPC		
胆嚢炎・胆管炎		軽中等症：SBT/ABPC	5-7 日間	ドレナージ後の投与期間
	"PEK" ＋嫌気性菌	重症：TAZ/PIPC		
細菌性髄膜炎				
	S. pneumoniae	CTRX、CTX	10-14 日間	VCM を選択してもよい
	H. influenzae	CTRX、CTX	7 日間	3 か月-4 歳未満の小児
	N. meningitidis	CTRX、CTX	7 日間	感染対策必要
	上記以外のグラム陰性桿菌	CTRX、CTX	21 日間	
	L. monocytogenes	ABPC	21 日間	2 か月未満の小児 50 歳以上の成人
壊死性軟部組織感染症（基礎疾患なし）				・外科的デブリードマンを！
	S. pyogenes、*C. perfringens*	PCG ＋ CLDM	14-28 日間	・起因菌不明時は MEPM ＋ CLDM
壊死性軟部組織感染症（糖尿病、肝硬変などあり）				・必ず培養を提出
	"PEK"/"SPACE" ＋嫌気性菌	TAZ/PIPC	14-28 日間	・抗菌薬投与とデブリードマンは同時進行で！
	Aeromonas sp.	CPFX	14-28 日間	
	V. vulnificus	CPFX ＋ CTX	14-28 日間	
PID（骨盤内炎症性疾患）				
	N. gonorrhoeae、*C. trachomatis*、嫌気性菌	CTRX ＋ AZM ＋ MNZ	7 日間	
感染性心内膜炎（自己弁）		SBT/ABPC ＋ CTRX	4-6 週間	『感染性心内膜炎の予防と治療に関するガイドライン』を確認すること
	viridans group *streptococci*、*Enterococcus* sp. など	DAP ＋ CTRX		
		VCM ＋ GM		
感染性心内膜炎（人工弁）		DAP ＋ CTRX	6 週間	
	S. epidermidis、*S. aureus* など	VCM ＋ GM		
骨髄炎		MSSA：CEZ	6-8 週間	MRSA：LZD 内服でも可
	S. aureus	MRSA：VCM		

（文献 32、33 より作成）

表 3　主な感染症と臓器特異的パラメータ

主な感染症	臓器特異的パラメータ
肺炎	呼吸状態、酸素化、喀痰性状、喀痰グラム染色、血液ガス分析
菌血症	血液培養
膀胱炎	膀胱刺激症状
急性前立腺炎	膀胱刺激症状、肛門周囲の違和感、尿道閉塞感
腎盂腎炎	膀胱刺激症状、腰背部痛、尿グラム染色
蜂窩織炎	皮膚の発赤、腫脹、熱感、疼痛
C. difficile 感染症 (*C. difficile* 関連腸炎)	排便頻度、便性状、消化器症状
腹膜炎	腹膜刺激症状、腹水性状、画像（CT）
胆嚢炎・胆管炎	腹膜刺激症状、肝胆道系酵素、画像（エコー、CT）
髄膜炎	意識状態、頭痛、髄液性状、髄液グラム染色
壊死性軟部組織感染症	皮下組織と筋肉の状態
骨盤内炎症性疾患	帯下性状、骨盤周囲の違和感
感染性心内膜炎	血液培養、心エコー
骨髄炎	疼痛、ESR、画像（X線、CT、MRI）

・膀胱刺激症状：頻尿、排尿時痛、尿意切迫感
・腹膜刺激症状：反跳痛、筋性防御、圧痛

（文献 34、35 より作成）

患者が初期抗菌薬に反応しなかった場合、どうするのか

- 通常、抗菌薬治療に対する患者の反応を適切に評価するためには **48-72 時間の抗菌薬投与期間**が必要です。感染症の種類によっては、あるいは糖尿病の患者と高齢者を含めた免疫不全の状態では、明らかな効果が見られない場合もあります[30]。

- 感染症を第一に疑っている場合、腸腰筋膿瘍、化膿性脊椎炎・関節炎、骨髄炎、感染性心内膜炎などのように抗菌薬の**到達しにくい部位**の感染と未知の**感染異物**の存在を検討します。また、使用している抗菌薬がカバーできていない細菌感染（耐性菌など）や、真菌感染、ウイルス感染、*C.difficile* 感染も同時に検討する必要があります。そのため、**検体培養の再検を行う**ことも必要です。

- 発熱は、感染症以外に薬剤熱、血栓、偽痛風、副腎不全、腫瘍熱などでも見られます。患者の状況によりそれらも鑑別し、感染症以外が原因と判断した場合、**抗菌薬の投与は中止**します。

抗菌薬の投与期間はどのようにして決定するのか

■ 感染症ごとの抗菌薬の投与期間は、経験的もしくは実践的に決定されています。近年は、いくつかの研究結果を受けて投与期間は以前よりも短くなってきています[31]。表2で示した抗菌薬の投与期間は、免疫状態が正常な患者の場合のものです[32][33]。投与期間は患者の免疫状態、併存疾患などによって異なることがあります。

■ 感染症が改善したかどうかは、C反応性タンパク質（CRP）や白血球数などの非特異的な数値の変化で決めずに、感染症ごとの臓器特異的な改善を確認することが重要です。そのため、抗菌薬の投与期間の決定には、各症例の**適切な臨床判断**も必要となります。

■ 表3に感染症ごとの臓器特異的な評価項目を示しています[34][35]。これらの項目は、感染症によって冒された**臓器の生理機能**の状況やその炎症によって生じた症状として捉えることができます。バイタルサインの改善も感染症の改善を示す指標の1つです。このように、感染症の治療状況は電子カルテの情報だけで判断せずに、ベッドサイドで得られる情報を活用することが重要です。抗菌薬治療を開始した後も**必ずベッドサイドへ行き患者を観察**します。

文献

1）Tackling Drug-Resistant Infections Globally: final report and recommendations, 2016.
https://amr-review.org/sites/default/files/160518_Final paper_with cover.pdf

2）CDC: Antibiotic Resistance Threats in the United States, 2013.
https://www.cdc.gov/drugresistance/pdf/ar-threats-2013-508.pdf

3）国際保健のためのG7伊勢志摩ビジョン, 2016.
http://www.mofa.go.jp/mofaj/files/000160313.pdf

4）Schuts EC, et al: *Lancet Infect Dis*. 2016 Jul; 16(7): 847-56. **PMID: 26947617**

5）Kallen MC, et al: *Infect Dis Rep*. 2017 Mar 30; 9(1): 6821. **PMID: 28458795**

6）CDC: The Core Elements of Hospital Antibiotic Stewardship Programs.
https://www.cdc.gov/antibiotic-use/healthcare/pdfs/core-elements.pdf

7）Tamma PD, et al: *JAMA Intern Med*. 2017 Sep 1; 177(9): 1308-15. **PMID: 28604925**

8）Bruns AH, et al: *J Antimicrob Chemother*. 2010 Nov; 65(11): 2464-71. **PMID: 20823105**

9）Chalmers JD, et al: *J Infect*. 2016 Jul; 73(1): 45-53. **PMID: 27105657**

10）Moreno- García E, et al: *Rev Esp Quimioter*. 2017 Sep; 30 Suppl 1: 56-60. **PMID: 28882018**

11）Jones M, et al: *J Biomed Inform*. 2017 Jul; 71S: S22-31. **PMID: 27327529**

12）Guideline for Prudent Antimicrobial Prescribing at NUH, 2019.
https://www.nuh.nhs.uk/download.cfm?doc=docm93jijm4n649.pdf

13）Leone M, et al: *Crit Care Med*. 2007 Feb; 35(2): 379-85. **PMID: 17205011**

14）Kollef MH, et al: *Chest*. 2006 May; 129(5): 1210-8. **PMID: 16685011**

15）Garnacho-Montero J, et al: *Intensive Care Med*. 2014 Jan; 40(1): 32-40. **PMID: 24026297**

16）Ohji G, et al: *Int J Infect Dis*. 2016 Aug; 49: 71-9. **PMID: 27292606**

17）Mathieu C, et al: *Expert Rev Anti Infect Ther*. 2019 Feb; 17(2): 79-88. **PMID: 30570361**

18）Joffe AR, et al: *J Crit Care*. 2008 Mar; 23(1): 82-90. **PMID: 18359425**

19）Morel J, et al: *Crit Care*. 2010; 14(6): R225. **PMID: 21167047**

20）Montravers P, et al: *Crit Care*. 2016 Apr 7; 20: 83. **PMID: 27052675**

21）Masterton RG: *Crit Care Clin*. 2011 Jan; 27(1): 149-62. **PMID: 21144991**

22）Mertz D, et al: *J Antimicrob Chemother*. 2009 Jul; 64(1): 188-99. **PMID: 19401304**

23）Lau BD, et al: *Clin Ther*. 2011 Nov; 33(11): 1792-6. **PMID: 22001356**

24）Nathwani D, et al: *Clin Microbiol Infect*. 2015 Sep; 21 Suppl 2: S47-55. **PMID: 26198369**

25）Keller SC, et al: *Clin Infect Dis*. 2018 Jan 6; 66(1): 11-9. **PMID: 29020202**

26）Akhloufi H, et al: *J Antimicrob Chemother*. 2017 Feb; 72(2): 543-6. **PMID: 27999021**

27）Al-Omari A, et al: *BMC Infect Dis*. 2014 Mar 13; 14: 140. **PMID: 24624933**

28）Iversen K, et al: *N Engl J Med*. 2019 Jan 31; 380(5): 415-24. **PMID: 30152252**

29）Li HK, et al: *N Engl J Med*. 2019 Jan 31; 380(5): 425-36. **PMID: 30699315**

30）Bassetti M, et al: *Intensive Care Med*. 2018 Jan; 44(1): 73-5. **PMID: 29032500**

31）Spellberg B: *JAMA Intern Med*. 2016 Sep 1; 176(9): 1254-5. **PMID: 27455385**

32）菊地賢・他監：日本語版 サンフォード感染症治療ガイド 2018, 第 48 版, ライフサイエンス出版, 2019.

33）Hayashi Y, et al: *Clin Infect Dis*. 2011 May;52(10):1232-40. **PMID: 21507920**

34）青木眞：レジデントのための感染症診療マニュアル, 第 4 版, 医学書院, 2020.

35）河野茂, 他：日化療会誌 2016; 66(1): 3-81.

2

臨床で出合う主要な細菌

Keyword SSCoNE PEK HaM SPACE

✔細菌の種類は多い。まずは臨床でよく遭遇する細菌を語呂合わせで整理する。

✔抗菌薬の整理に応用できるため、細菌はグループで把握する。

✔細菌の特徴は「しぶとい」や「尿路感染でよく出合う」のように簡潔に覚える。

- 臨床では**グラム陽性球菌**（gram-positive cocci：GPC）と**グラム陰性桿菌**（gram-negative rods：GNR）が重要です。
- グラム染色と呼ばれる検査で紫色に染まる細菌をグラム陽性菌、染まらずに赤色に見える細菌をグラム陰性菌といいます。また、顕微鏡下で見える形が球状であれば球菌、円筒形であれば桿菌といいます（**図1**）。
- **図2**にはグラム陽性菌とグラム陰性菌を対比させ示しています。このようにグラム陽性菌は細胞膜の外側に**厚い細胞壁**をもち、グラム陰性菌は**薄い細胞壁**の外側に**細胞外膜**をもちます。前述のように、「球菌」と「桿菌」は細菌の形状を表しており、細胞壁の構造は形状によっては変化しません。グラム陽性桿菌とグラム陰性球菌の病原菌も知られています。
- **図3**にはグラム陽性菌、**図4**にはグラム陰性菌の細胞壁周囲の構造を模式的に示しています。陽性菌も陰性菌も、細胞膜にはペニシリン結合タンパク質（PBP）と呼ばれる細胞壁を合成するのに必要な酵素があります。陰性菌はペプチドグリカンの外側に細胞外膜をもち、リポ多糖体やポーリンと呼ばれる構造体があります。ポーリンはフィルターのような働きをもつタンパク質でできた構造体です。
- 臨床でよく使用されるペニシリン系やセフェム系の抗菌薬は、**細菌の細胞壁の合成を阻害**

	球菌（cocci）	桿菌（rods）
グラム陽性	**グラム陽性球菌**	グラム陽性桿菌
グラム陰性	グラム陰性球菌	**グラム陰性桿菌**

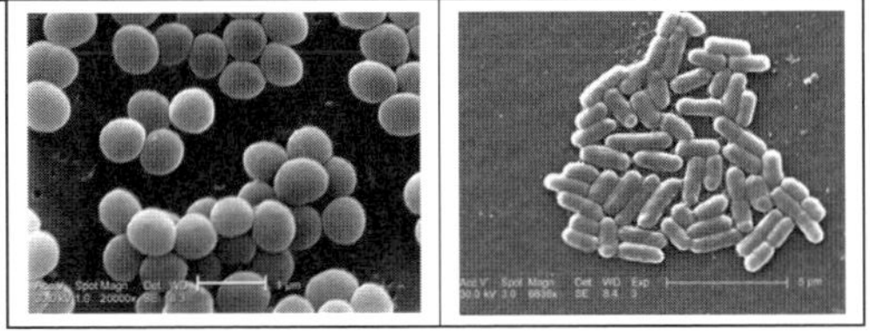

図1　細菌の形状とグラム染色

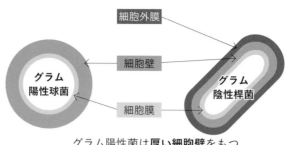

グラム陽性菌は**厚い細胞壁**をもつ
グラム陰性菌は**薄い細胞壁**の外側に**細胞外膜**をもつ

図2　構造からみたグラム陽性菌とグラム陰性菌

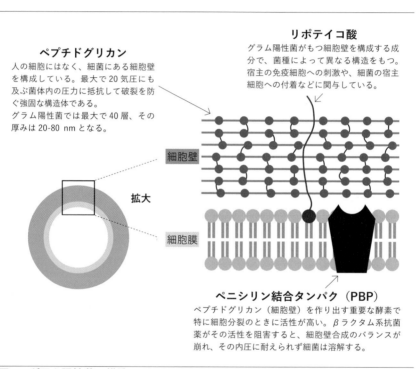

ペプチドグリカン
人の細胞にはなく、細菌にある細胞壁を構成している。最大で20気圧にも及ぶ菌体内の圧力に抵抗して破裂を防ぐ強固な構造体である。
グラム陽性菌では最大で40層、その厚みは20-80 nmとなる。

リポテイコ酸
グラム陽性菌がもつ細胞壁を構成する成分で、菌種によって異なる構造をもつ。宿主の免疫細胞への刺激や、細菌の宿主細胞への付着などに関与している。

ペニシリン結合タンパク（PBP）
ペプチドグリカン（細胞壁）を作り出す重要な酵素で特に細胞分裂のときに活性が高い。βラクタム系抗菌薬がその活性を阻害すると、細胞壁合成のバランスが崩れ、その内圧に耐えられず細菌は溶解する。

図3　グラム陽性菌の構造

することで効果を発揮します。

■ 臨床でよく検出される細菌はそれほど多くありませんが、慣れるまでは細菌の頭文字を組み合わせた造語を利用して覚えるのも1つの手段です。グラム陽性球菌は5種の細菌（レンサ球菌［*Streptococcus*］、黄色ブドウ球菌［*Staphylococcus aureus*］、コアグラーゼ陰性ブドウ球菌［**Co**agulase-**N**egative Staphylococci］、腸球菌［*Enterococcus*］）の頭文字から"SSCoNE"（すスコーン）と覚えます。

■ グラム陰性桿菌はグラム陽性球菌よりも数が多いため、よく知られた3つのグループに分けて覚えます。

• 最も臨床で遭遇する腸内細菌科細菌※の代表的な3種の細菌（プロテウス［*Proteus*

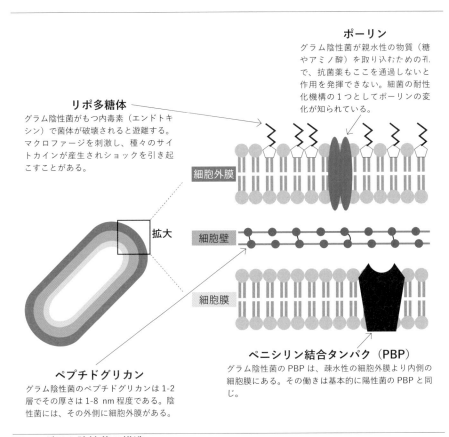

ポーリン
グラム陰性菌が親水性の物質（糖やアミノ酸）を取り込むための孔.で、抗菌薬もここを通過しないと作用を発揮できない。細菌の耐性化機構の1つとしてポーリンの変化が知られている。

リポ多糖体
グラム陰性菌がもつ内毒素（エンドトキシン）で菌体が破壊されると遊離する。マクロファージを刺激し、種々のサイトカインが産生されショックを引き起こすことがある。

細胞外膜

細胞壁

細胞膜

拡大

ペニシリン結合タンパク（PBP）
グラム陰性菌の PBP は、疎水性の細胞外膜より内側の細胞膜にある。その働きは基本的に陽性菌の PBP と同じ。

ペプチドグリカン
グラム陰性菌のペプチドグリカンは 1-2 層でその厚さは 1-8 nm 程度である。陰性菌には、その外側に細胞外膜がある。

図4　グラム陰性菌の構造

mirabilis]、大腸菌［*Escherichia coli*]、クレブシエラ［*Klebsiella pneumoniae*]）より "PEK"（ペック）[1]。

- 小児の呼吸器感染症で検出される2種の細菌（インフルエンザ桿菌［*Haemophilus influenzae*]、モラキセラ［*Moraxella catarrhalis*]）より "HaM"（ハム）。
- 医療関連感染症の一般的な起因菌である5種の細菌（セラチア［*Serratia marcescens*]、緑膿菌［*Pseudomonas aeruginosa*]、アシネトバクター［*Acinetobacter baumannii*]、シトロバクター［*Citrobacter freundii*]、エンテロバクター［*Enterobacter cloacae*]）より "SPACE"（スペース）。

■ グラム陰性桿菌はグラム陽性球菌よりも臨床で出合う頻度が高く、その種類も多いです。

■ 以下に、グラム陽性球菌、グラム陰性桿菌、その他の重要な細菌の順で詳しくみていきます。

※ 正確には「腸内細菌<u>目</u>細菌」へ名称が変更されています。2016 年に Adeolu らが新たな分類方法に基づいて「腸内細菌科」を7つの新たな科に分けることを提案しました。これによって「腸内細菌科」に属していた細菌が他の科に変更されました（たとえばセラチアはエルシニア科、プロテウスはモルガネラ科）。そのため以前の「腸内細菌<u>科</u>細菌」という総称は、階層を1つ上げた「目」へ変更されています。ただし、実臨床では「腸内細菌<u>科</u>細菌」と一般的に呼称していることから、本書でも以前の名称のまま記載しています。

グラム陽性球菌→ "SSCoNE"（すスコーン）

*S*treptococcus sp. ⇨ レンサ球菌属

*S*taphylococcus aureus ⇨ 黄色ブドウ球菌

*Co*agulase-*N*egative Staphylococci ⇨ コアグラーゼ陰性ブドウ球菌

*E*nterococcus sp. ⇨ 腸球菌属

■ 主なグラム陽性球菌とその特徴を**表1**にまとめています。

1 | "S" *Streptococcus* sp.（ストレプトコッカス：レンサ球菌属）

■ レンサ球菌属による感染症は症状が激烈な場合が多く「気が抜けない」というイメージで

表1　グラム陽性球菌とその特徴

属	代表菌	常在性	主な感染症
Streptococcus sp. レンサ球菌属 （立体的に増殖するためブドウ状に見えます）	*S. pneumoniae* 肺炎球菌 （肺炎球菌は通常2つの球菌が繋がった双球菌です）	○ 上気道 皮膚	肺炎、中耳炎、髄膜炎 市中肺炎の起因菌1位！
	S. pyogenes 化膿性レンサ球菌		咽頭炎、壊死性筋膜炎
Staphylococcus sp. ブドウ球菌属 （立体的に増殖するためブドウ状に見えます）	*S. aureus* 黄色ブドウ球菌	○ 上気道 皮膚	皮膚軟部組織感染 感染性心内膜炎 菌血症、カテーテル感染症、静脈炎、骨髄炎 （喀痰培養のMRSAは多くが定着）
	*Co*agulase-*N*egative Staphylococci 表皮ブドウ球菌		
Entercoccus sp. 腸球菌属 （腸球菌は通常2-4つ程度までの連鎖で楕円形です）	*E. faecalis*	○ 腸管	尿路感染症、腹腔内感染症、感染性心内膜炎 （基本的に弱毒菌）
	E. faecium		

陽性球菌はグラム染色である程度、細菌の予測がつきます。

表2　レンサ球菌属の分類

β溶血 強い病原性のため 菌種を細分化⇒	A 群	**S. pyogenes** （化膿性レンリ球菌）
	B 群	S. agalactiae
	C/G 群	S. dysgalactiae subsp. equisimilis
α溶血		S. anginosus group **S. pneumoniae**（肺炎球菌）
γ溶血		Enterococcus sp.

α溶血を示す菌（口腔内常在菌）は通常弱い病原性ですが、肺炎球菌は例外で強い病原性を示します。

す。表2のように溶血性の違いによりα、β、γに分類され、病原性の強さはβ＞＞α＞γです。

■ レンサ球菌属のうちβ溶血を示す菌種は、ヒトへの病原性が強いことが知られ、細胞壁表面の抗原によってさらにA、B、C/Gの群に分けられています（Lancefield分類）。

■ 溶血性とは、血液寒天培地と呼ばれる赤血球を含む培地で細菌を培養した際にみられる反応で、コロニー周囲の赤血球が完全に溶血するものをβ溶血といいます。α溶血は不完全な溶血で、γ溶血は溶血を示しません。**β溶血を示す菌種は病原性が強い**ことが知られています。

■ レンサ球菌属には多くの菌種がありますが、ここでは臨床でよく遭遇する S. pyogenes（化膿性レンサ球菌）と S. pneumoniae（肺炎球菌）について解説します。

• **S. pyogenes**（ピオゲネス：化膿性レンサ球菌、A群β溶血レンサ球菌）：一般には溶連菌と呼ばれている細菌です。β溶血を示す代表的な細菌で、咽頭炎や蜂窩織炎、化膿性関節炎、壊死性軟部組織感染症と"派手な"感染症を起こします。

• **S. pneumoniae**（ニューモニエ：肺炎球菌）：α溶血を示すレンサ球菌としては病原性が例外的に強く、市中肺炎や髄膜炎を起こします。グラム染色では特徴的な双球菌の形態を示します。

■ Enterococcus sp.（腸球菌属）は基本的にγ溶血（α溶血の菌種も知られている）を示し、もともとレンサ球菌属に分類されていました。

2 ┃ "S" Staphylococcus aureus（スタフィロコッカス アウレウス：黄色ブドウ球菌）

■ 黄色ブドウ球菌の感染症は「**やっかいだな**」**というイメージ**です。抗菌薬の投与でスッと良くなればよいのですが、深部の感染症では長期間の抗菌薬投与が必要となります。

■ S. aureus は MSSA（Methicillin-susceptible Staphylococcus aureus）と MRSA（Methicillin-resisitant Staphylococcus aureus）の2つの種類に分けられています。この Methicillin（メチシリン）とはペニシリナーゼ（ペニシリン系抗菌薬を分解する酵素）（→ p.57「**5章 βラクタマー**

ゼ」参照）でも分解されない抗菌薬です（現在では医薬品として使用できません）。

■ ベンジルペニシリン（PCG）は1940年代から *S. aureus* に有効な抗菌薬として使用されていましたが、徐々に効果が得られなくなりました。これはペニシリナーゼ産生株の増加によるものでした。この酵素に安定な抗菌薬としてメチシリンが1960年代に開発され臨床で利用されましたが、使用開始から約2年でメチシリンに耐性を示す *S. aureus*（MRSA）が出現しました。

■ MRSAは急速に国境を超えて拡がり、1990年代までに世界中の病院で検出されるようになりました。現在、国内で検出される *S. aureus* のうちMRSAが占める割合は約40-50%で、全世界の平均と同程度です[2]。

■ MRSAはメチシリン分解酵素の産生ではなく（ペニシリナーゼは産生している）、βラクタム系抗菌薬が作用するペニシリン結合タンパク（PBP）の形状を変化させることでメチシリンへの耐性を獲得しています。この形状変化した酵素の産生により、メチシリンだけでなくすべてのβラクタム系抗菌薬（ペニシリン系、セフェム系、カルバペネム系）に耐性を示します。

■ またMRSAは、βラクタム系以外の抗菌薬（ニューキノロン系、アミノグリコシド系など）に対しても耐性を獲得していることが多く、**多剤耐性菌の代表**のように認識されています。そのためMRSA感染症の抗菌薬治療にはバンコマイシンなどの抗MRSA薬を使用します。

■ MSSAには、ペニシリナーゼを産生しPCGに耐性を示す株とそうではない株がいます。ペニシリナーゼを産生するMSSAは、以前にはMSSAの約85%を占めていました。しかし近年の調査で、その割合は約75%で減少傾向にあると報告されています[2]。ただ依然としてペニシリナーゼを産生するMSSAの割合は高いため、MSSA感染症の抗菌薬治療にはペニシリナーゼでも分解されないセファゾリン（CEZ）、セファレキシン（CEX）が第一選択薬となります。

■ MSSA感染症がPCGで治療できるかどうかは、エッジテストと呼ばれる感受性試験を行い、ペニシリナーゼの産生がないことを確認する必要があります。いくつかの調査ではPCGの最小発育阻止濃度が0.03 μg/mL以下であれば、ペニシリナーゼの産生はなくPCGで治療可能と報告されています[3-5]。

■ MRSAでもMSSAでも病原性に変わりはなく、**血液を好む細菌**です。血液培養が陽性となった場合には、あわてず騒がず必要な検査と抗菌薬投与を行いましょう。

■ なお、**MSSAが急にMRSAへ変異することはありません**。入院患者でMRSAが新たに検出された場合には院内での感染が疑われます。ほかの患者に感染を広げないためにも、接触感染予防策を徹底します。

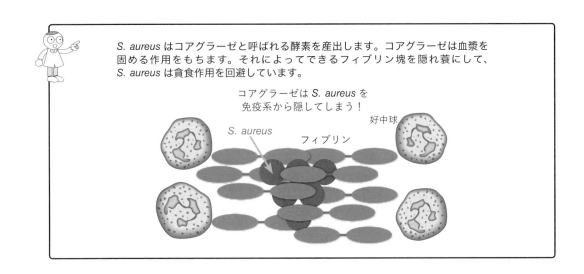

S. aureus はコアグラーゼと呼ばれる酵素を産出します。コアグラーゼは血漿を固める作用をもちます。それによってできるフィブリン塊を隠れ蓑にして、S. aureus は貪食作用を回避しています。

コアグラーゼは S. aureus を
免疫系から隠してしまう！

好中球

S. aureus

フィブリン

3 │ "CoN" Coagulase-Negative Staphylococci（コアグラーゼ陰性ブドウ球菌）

■ コアグラーゼとは血漿を固める働きをもつ酵素ですが、この酵素はブドウ球菌属のうち基本的に S. aureus のみが産生しています。つまり、**コアグラーゼ陰性ブドウ球菌（CNS）**とは、S. aureus 以外のブドウ球菌の総称です。

■ CNS の感染症は「**悩ましい**」**というイメージ**です。血液培養で CNS が陽性になったときに起因菌であるのかコンタミネーション（汚染菌）であるのかで悩まないために、**血液培養は必ず2セットを提出**します。また、1セットのみ CNS が陽性になった場合には血液培養を再検査することもあります。

■ CNS は主に皮膚や粘膜の常在菌で基本的に無害ですが、カテーテル感染を起こす場合があるので注意が必要です。血液培養陽性時には汚染菌として扱われることが多くあります。

■ 代表的な CNS には以下のようなものがあります。

- *Staphylococcus epidermidis*（スタフィロコッカス エピデルミディス：表皮ブドウ球菌）：鼻腔や皮膚の常在菌ですが、体内に侵入すると感染症を起こす場合があります。CNS の中でも細菌培養で検出される頻度が高いために、S. epidermidis を CNS と言うこともあります[6]。

- *Staphylococcus saprophyticus*（スタフィロコッカス サプロフィティカス）：会陰部や尿道、直腸などの常在菌で、グラム陽性菌による尿路感染症の主な起因菌となります。

- *Staphylococcus lugdunensis*（スタフィロコッカス ルグドゥネンシス）：皮膚（特に鼠径部）や粘膜の常在菌ですが、その性質は S. aureus に近似しているため、**例外的に強い病原性**があります。CNS が起因菌となる感染性心内膜炎は 10％程度とまれですが、CNS による自己弁の感染性心内膜炎の約 40％はこの菌が原因で、組織破壊性が強いため致死率は S. aureus より高いことが報告されています[7]。この菌が血液培養で陽性となった場合には、S. aureus と同様の検査と治療を行う必要があります。

4 "E" *Enterococcus* sp.（エンテロコッカス：腸球菌属）

- 腸球菌属は「**硬い**」**というイメージ**です。セフェム系抗菌薬にはすべて耐性があり、カルバペネム系抗菌薬でも静菌的な作用（細菌の増殖を抑える）にとどまるとされています。

- ***E. faecalis***（フェカーリス）、***E. faecium***（フェシウム）：*E. faecalis* は検出される腸球菌属のうち 80-90％を占め、*E. faecium* は 5-10％程度です。どちらも弱毒の細菌ですが、易感染性の患者において尿路感染症や感染性心内膜炎のほか、肝胆道系へ感染して腹腔内感染症を起こします。*E. faecalis* のほうが感染性心内膜炎を起こしやすいです[8]。*E. faecium* は効果のある抗菌薬が *E. faecalis* よりも少なく、バンコマイシンが標準治療薬です。腸球菌属のうちバンコマイシンへの耐性を示す菌を VRE（Vancomycin-resistant *Enterococci*）と呼びます。

*

- グラム陽性球菌のうち医療関連感染症（入院中に発症する感染症）で起因菌となるのは "SSCoNE" から S（*Streptococcus* sp.：レンサ球菌属）を除いた "SCoNE"（スコーン）で、市中感染症（外来で出合う感染症）では "CoNE" を除いた "SS" です。

- 市中と院内（医療関連感染症）では環境が異なるため、その起因菌も異なります。

- "SS" よりは、後述する「おはよう」が覚えやすいでしょう（→ p.33「**学名だと覚えにくくて……という場合の覚え方**」参照）。

グラム陰性桿菌 → "PEK" "HaM" "SPACE"

- "PEK" "HaM" "SCE" "PA"（後述）のようにグラム陰性桿菌を分けることは、抗菌薬を学ぶうえでも役立ちます。『抗菌薬 MAP』を見てもわかるように、抗菌薬（特にペニシリン系とセフェム系）が効果を示す範囲は陰性桿菌のグループごとに異なります。

	PEK ペック	*P. mirabilis* *E. coli* *K. pneumoniae*
	HaM ハム	*H. influenzae* *M. catarrhalis*
	SPACE スペース	*S. marcescens* ***P. aeruginosa*** ***A. baumannii*** *C. freundii* *E. cloacae*

- 基本的に "PA" に効果のあるものは "PEK" "HaM" "SCE" にも効果がありますが、"PEK" に効果のある抗菌薬が必ず "HaM" "SCE" "PA" に効果があるわけではありません。

- つまり、抗菌薬の「効きやすさ」として "PEK" ＞ "HaM" ＞ "SCE" ＞ "PA" という順番があると意識してください（「効きやすさ」という表現に語弊がありますが、あくまでイメージです）。

- グラム陰性桿菌のうち、医療関連感染症で起因菌となるのは "HaM" を除く "PEK" と "SPACE" で、市中感染症では "SPACE" を除く "PEK" と "HaM" です。

1 "PEK"（ペック）: *Proteus mirabilis*、*Escherichia coli*、*Klebsiella pneumoniae*

■ 腸内細菌科細菌の代表で、**尿路感染症**の起因菌の上位 3 菌種です（**表 3**）。*E. coli* と *K. pneumoniae* は市中感染症でも院内感染症でもよく検出される細菌です。

1）"P" *Proteus mirabilis*（プロテウス ミラビリス）

■ 市中の尿路感染症の起因菌としては 1-2％程度の割合ですが、尿道留置カテーテル関連尿路感染症の起因菌としては 10-15％と割合が増加します。

■ **結石に関連した尿路感染症**を起こしやすいことも知られています。

2）"E" *Escherichia coli*（エシュリキア コリ：大腸菌）

■ 泌尿器の市中感染症の起因菌として約 90％を占めます。

■ キノロン系抗菌薬への**耐性菌が増加**しているため注意が必要です。

■ ESBL（後述）と呼ばれる抗菌薬を分解する酵素を産生することがあります。

3）"K" *Klebsiella pneumoniae*（クレブシエラ ニューモニエ：肺炎桿菌）

■ 尿路感染症の起因菌としては 1-2％程度で、大酒家や糖尿病の患者では**重度の市中肺炎**を起こします。

■ 医療関連感染症でもよく検出される細菌です。

■ 肺や肝臓などに膿瘍を形成することがあるため、「しぶとい細菌」というイメージがあります。

表 3　"PEK" の特徴と抗菌薬

細菌名	主な感染症	主な抗菌薬	注意
Proteus mirabilis	尿路感染症 特に院内カテーテル関連	注射 ABPC or CEZ	テトラサイクリン系にはもともと耐性
Escherichia coli	泌尿器の市中感染症全般※ 腹腔内感染症	内服 CEX or CCL ペニシリナーゼ産生菌増加中！ ABPC、CEZ は 感受性のある菌のみ！	キノロン系への耐性菌増加中
Klebsiella pneumoniae	大酒家での市中肺炎 院内での菌血症	SBT/ABPC or CEZ CEX or CCL	βラクタム系への耐性菌増加中

※尿道炎、膀胱炎、腎盂腎炎、急性前立腺炎

"PEK" はペニシリン系とセフェム系抗菌薬を破壊してしまう ESBL をもつことがあるので注意が必要です。

2 "HaM"（ハム）：*Haemophilus influenzae、Moraxella catarrhalis*

■ 小児の中耳炎や副鼻腔炎、成人の COPD 急性増悪の起因菌です（**表4**）。グラム染色では、腸内細菌科細菌のように太く長い桿菌ではなく、**小さな桿菌から球菌**として観察されます。

■ *H. influenzae* は、グラム染色では小さな桿菌で球菌のように見えるため、球桿菌とも呼ばれます。*M. catarrhalis* は、そら豆状の球菌でグラム陰性双球菌として観察されることが多いです。

■ 2 種の細菌は、正確にはグラム陰性桿菌として分類されるべきではないかもしれません。しかし、臨床的に重要なグラム陰性球菌が少ないこと、起因菌となる感染症が類似していること、抗菌薬の分類にも便利なことから、本書ではあえてグラム陰性桿菌として扱っています。

1)"Ha" *Haemophilus influenzae*（ヘモフィルス インフルエンザ）

■ インフルエンザ（流行性感冒）の起因菌と誤認されたため、紛らわしい名が付いています。

■ 特に血清型が b 型の株は、**2 歳未満の髄膜炎の起因菌**にもなりますが、ヒブワクチンの接種

表4 "HaM" の特徴と抗菌薬

細菌名	主な感染症	主な抗菌薬	注意
Haemophilus influenzae	**乳児**：髄膜炎（Hib） **小児**：中耳炎、副鼻腔炎 **成人**：COPD 急性憎悪※	**髄膜炎**：CTX or CTRX 髄膜炎以外↓ **注射**：SBT/ABPC or CTX **内服**：CVA/AMPC or CDTR	BLNAR 株に注意
Moraxella catarrhalis	**小児**：中耳炎、副鼻腔炎 **成人**：COPD 急性憎悪※	**注射**：SBT/ABPC or CTM **内服**：CVA/AMPC or CCL	一般的に ペニシリナーゼ産生

※細菌性ばかりではなくウイルス性、環境要因もある。

"HaM" は "PEK" と異なり、腸内細菌科の細菌ではありません。喉に生息し、特に小児での感染症で注意が必要です。

により近年では発症が減少しています。
- BLNAR（βラクタマーゼ非産生アンピシリン耐性）と呼ばれる耐性株があります。これはβラクタム系抗菌薬を分解する酵素（βラクタマーゼ）を作らずにアンピシリン（ABPC）に耐性を示す株です。βラクタム系抗菌薬が作用するタンパク質が変異することによって耐性となっています。

> BLNAR は Beta-Lactamase Negative ABPC-Resistance の略です。
> 「ブルナー」または「ブルナール」と発音します。

2)"M" *Moraxella catarrhalis*（モラキセラ カタラーリス）

- 小児の鼻腔内／咽頭に定着しており、小児中耳炎の3大起因菌（*S. pneumoniae*、*H. influenzae*、*M. catarrhalis*）の1つです。

3 | "SPACE"（スペース）：*Serratia marcescens*、*Pseudomonas aeruginosa*、*Acinetobacter baumannii*、*Citrobacter freundii*、*Enterobacter cloacae*

- 医療関連感染症の起因菌となる細菌です。**腸内細菌科の細菌（"SCE"）とブドウ糖非発酵菌（"PA"）**とに分けて覚えるとよいでしょう。

> *Serratia marcescens* ⇒ セラチア
> *Pseudomonas aeruginosa* ⇒ 緑膿菌
> *Acinetobacter baumannii* ⇒ アシネトバクター
> *Citrobacter freundii* ⇒ シトロバクター
> *Enterobacter cloacae* ⇒ エンテロバクター

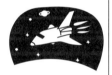

1)"SCE" *Serratia marcescens*（セラチア マルセッセンス）、*Citrobacter freundii*（シトロバクター フロインディ）、*Enterobacter cloacae*（エンテロバクター クロアカ）

- 前述の "PEK" と同じ腸内細菌科の細菌（"HaM" は違います）です（**表5**）。"PEK" は健康なヒトの腸管内に常在していますが、"SCE" は健康なヒトには**ほとんど常在していません。**
- "SCE" は、βラクタム系抗菌薬（ペニシリン系とセフェム系）を分解して無効化させる酵素を作っています。この酵素は「βラクタマーゼ」と呼ばれ、いくつかの種類が知られています（→ p.57「**5章 βラクタマーゼ**」参照）。"SCE" は特に AmpC βラクタマーゼと呼ばれるβラクタマーゼを産生しています。
- 第3世代セフェム系抗菌薬は、AmpC βラクタマーゼで分解されにくいため、"SCE" による感染症の第1選択薬として使用されています。
- しかし、"SCE" はこの AmpC βラクタマーゼを過剰に産生する場合があり、そうすると第3世代セフェム系抗菌薬が無効となります。そのため "SCE" の**抗菌薬感受性には注意が**

表5 "SCE" の特徴と抗菌薬

細菌名	主な感染症	主な抗菌薬	注意
Serratia marcescens	**医療関連感染** 人工呼吸器関連肺炎 カテーテル関連血流感染症 カテーテル関連尿路感染症 手術部位感染	CTX or CTRX 重症では CFPM	重症では第3世代 セフェム系は避ける
Citrobacter freundii		CTX or CTRX *C. koseri* の場合↓ SBT/ABPC or CEZ	AmpC 誘導型はそれほど 多くはないが、増加傾向
Enterobacter cloacae	一般的に院内感染	CFPM or CPFX	重症では第3世代 セフェム系は避ける

・AmpC βラクタマーゼの誘導されやすさ：*Enterobacter* > *Serratia* > > *Citrobacter*
・SCE の感受性は施設によって異なるため注意！　内服はキノロン系が用いられる。

E. cloacae は通常、第3世代セフェム系に感受性を示しますが、近年は耐性株が増加しているため抗菌薬の選択に注意！

必要です。特にエンテロバクター属ではその傾向が強いため、エンテロバクター属による菌血症などの重症感染症では第3世代セフェム系抗菌薬を避けるべきとの報告もあります。

①"S" *S. marcescens*

■ 輸液など、水に関連するものを介した感染が一般的です。臨床ではカテーテル関連尿路感染症や院内肺炎、カテーテル関連血流感染症の起因菌となりやすいです。

②"C" *C. freundii*

■ 臨床ではあまり検出されない細菌ですが、この細菌による感染症の約半分はカテーテル関連尿路感染症です。医療関連感染症では尿路感染症が50%ほどを占めます。

③"E" *E. cloacae*

■ 様々な医療関連感染症を起こします。近年では耐性菌が増加しているため、感受性には特に注意が必要です。クレブシエラ属、セラチア属と近縁の細菌で、似たような感染症を起こします。

■ 手術器具やカテーテルなどの人工物に付着しやすい性質のために、「しぶとい細菌」というイメージがあります。

2)**"PA"** *Pseudomonas aeruginosa*（シュードモナス エルギノーサ）、
　　Acinetobacter baumannii（アシネトバクター バウマニ）

■ ブドウ糖非発酵菌で病原性は弱いのですが、感染した場合には**効果のある抗菌薬が限られる**ために注意が必要です（**表6**）。

■「ブドウ糖非発酵菌」とは、偏性好気性菌（酸素がないと生息できない細菌）で、少ない栄養（アミノ酸など）でも増殖可能な細菌です。

■ "PA" は自然界に広く生息している細菌で、病院内でも検出されますが、ヒトの腸管内にはほとんど常在していません。特に排水口や洗面台などの湿った環境から多く検出されま

表 6 "PA" の特徴と抗菌薬

細菌名	主な感染症	主な抗菌薬	注意
Pseudomonas aeruginosa	**医療関連感染** 人工呼吸器関連肺炎 カテーテル関連血流感染症	PIPC、CAZ、CFPM などの抗緑膿菌作用のある抗菌薬を使用する **必ず感受性を確認！**	耐性株では作用機序の異なる抗菌薬の併用を考慮する
Acinetobacter baumannii	カテーテル関連尿路感染症 手術部位感染 熱傷部感染 一般的に院内感染		AZT にはもともと耐性

・重症の感染症では、重症化 / 耐性化の予防目的でアミノグリコシド系抗菌薬を短期間併用することがある。

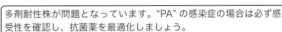
多剤耐性株が問題となっています。"PA" の感染症の場合は必ず感受性を確認し、抗菌薬を最適化しましょう。

す。

■ "PA" は "SCE" と異なり、細胞壁外膜の抗菌薬の透過性が低いこと、細胞壁外膜を通過した抗菌薬を再び細胞壁外膜の外へ汲み出すポンプがあること、数種類の β ラクタマーゼを産生することが知られています。

■ そのため、"PA" に対して**有効な抗菌薬は少なく**、抗菌薬治療には「抗緑膿菌用」の抗菌薬を使用する必要があります。また、様々な抗菌薬の耐性機構を獲得することで**多剤耐性化する**こともあります。

①"P" *P. aeruginosa*（緑膿菌）

■ もともと抗菌薬が効きにくく、さらに耐性を獲得することで多剤耐性菌となることがあります。

■ 人工呼吸器関連肺炎などの呼吸器感染症を起こしやすいです。

②"A" *A. baumannii*

■ 湿潤環境だけでなく乾燥した環境でも長く生息できます。緑膿菌と同じような感染症を起こします。

■ 耐性遺伝子を獲得しやすい性質があり、多剤耐性菌が問題となります。

＊

■ 上記①と②の 2 菌種以外にも、臨床で検出されることはあっても、感染症の起因菌となることはまれなブドウ糖非発酵菌として *Stenotrophomonas maltophilia*（ステノトロフォモナス マルトフィリア）、*Burkholderia cepacia*（バークホルデリア セパシア）にも注意が必要です（**"S&B" と覚えましょう**）。

■ *S. maltophilia* はカルバペネム系に、*B. cepacia* はキノロン系 / アミノグリコシド系 / コリスチンや消毒薬のクロルヘキシジンに自然耐性を示します。

細菌培養の中間報告でブドウ糖非発酵菌とわかったら「ドキッ」とする
→ 使える抗菌薬が限られる！

その他の重要な細菌分類

1 | 嫌気性菌

- 嫌気性菌とは、**増殖に酸素を必要としない細菌**のことです。嫌気性菌のうち酸素の有無に関係なく増殖できる細菌を通性嫌気性菌と呼び、"PEK" や "SCE" のような腸内細菌科細菌が該当します。一方で、酸素がある環境では増殖できない細菌を**偏性嫌気性菌**と呼び、多くの場合に「嫌気性菌」と「偏性嫌気性菌」は同じ意味として使われます。

- 嫌気性菌はヒトの皮膚、消化管、泌尿生殖器の常在菌として数百種類が知られており、口腔内では好気性菌の 10 倍、腸管内では 1,000 倍の菌量があります。しかし、感染症を起こす嫌気性菌は限られています。

- 嫌気性菌による感染症の特徴として、単独よりも複数の細菌との混合感染（他の嫌気性菌や "PEK" "SCE" など）となることが多いです。

- 多くの場合、常在している粘膜などが何らかの原因で傷付き、そのバリア機能が破綻することで感染症を起こします。

- 臓器内や深部組織での膿瘍形成では、嫌気性菌が関与していることが多いです。

- 嫌気性菌による感染は、常在している細菌叢の違いから横隔膜の上と下に分けて、菌名よりも特徴と使用する抗菌薬を覚えるとよいと思います。環境中にも破傷風菌やガス壊疽菌などの嫌気性菌がいますが、ここでは常在菌としての嫌気性菌を取り上げます。

1）横隔膜より上：*Peptostreptococcus* sp.（ペプトストレプトコッカス属）、*Prevotella* sp.（プレボテラ属）、*Fusobacterium* sp.（フソバクテリウム属）

- 主に口腔内に常在しており、*S. anginosus* group や *K. pneumoniae* と共に頭頸部や胸部の**化膿性疾患の原因**となります。また高齢者の誤嚥性肺炎の原因となることもあります。

- 扁桃周囲膿瘍や頸部膿瘍、肺膿瘍のように膿瘍形成がある場合は、切開排膿などの感染源の制御が必要です。また排出された膿などの検体は、嫌気性菌が死滅しないように**嫌気ポーター**（嫌気性菌の保存に適した容器）で検査室へ提出します。

- 通常はアンピシリン（ABPC）やセフォタキシム（CTX）、セフトリアキソン（CTRX）で治療できますが、グラム陰性桿菌（特にプレボテラ属）の嫌気性菌は、ペニシリン系とセフェム系抗菌薬も分解する β ラクタマーゼを産生する場合もあります。そのため上記のような膿瘍形成のある場合には β ラクタマーゼ阻害薬配合の抗菌薬の投与や上記抗菌薬とクリンダマイシン（CLDM）を併用します。

- 誤嚥性肺炎の場合、患者に重度の歯周病や膿胸、肺膿瘍がなければ嫌気性菌に対する抗菌薬は不要で、市中肺炎と同様な抗菌薬（CTRX、CTX）を選択します[9]。

2）横隔膜より下：*Bacteroides fragilis*（バクテロイデス フラジリス）、*Clostridioides difficile*（クロストリディオイデス ディフィシル）

①*B. fragilis*

- 主に腸管内に常在しており、**腹腔内感染症や骨盤内感染症の主な起因菌**となります。βラクタマーゼを産生するため、βラクタマーゼ阻害薬配合の抗菌薬やβラクタマーゼで分解されない抗菌薬を用いる必要があります。

- **クリンダマイシン**（CLDM）は嫌気性菌感染症に使用される抗菌薬ですが、多くの場合に *B. fragilis* は耐性を獲得しています。また、嫌気性菌に効果を示すセフェム系の**セフメタゾール**（CMZ）に対する耐性率も増加しています。

- そのため、*B. fragilis* による感染症の抗菌薬治療には、βラクタマーゼ阻害薬配合の抗菌薬またはカルバペネム系抗菌薬、**メトロニダゾール**（MNZ）の使用が推奨されています。

②*C. difficile*

- **芽胞**を形成するグラム陽性桿菌で、院内感染する主要な細菌の1つです。主にベッド柵や床頭台などの医療環境表面と医療従事者の**手指から伝播**します。

- **CDトキシン**と呼ばれる毒素を産生することで、患者に下痢や大腸炎を引き起こします。重症度に応じて主に**メトロニダゾール**（MNZ）や**バンコマイシン**（VCM）の内服薬を使用します。

- *C. difficile* 感染症（CDI）のリスク因子として、**高齢者、入院期間、抗菌薬**（特に第3および第4世代セフェム系、カルバペネム系、ニューキノロン系、クリンダマイシン）、**がん化学療法**が知られています[10)11)]。特に抗菌薬によるCDIリスクは投与中と投与終了後1か月が**約7-10倍**と非常に高く、投与終了後3か月でも**約3倍**と報告されています[12)]。

Q：芽胞とは？

A：一部の細菌（病原細菌では *C. difficile*、クロストリジウム属、バシラス属）は分裂増殖の困難な環境に置かれると、休眠状態をとるために殻のような構造を形成します。これを芽胞と呼び、再び適当な環境に置かれると発芽し、通常の菌体となり分裂増殖します。

　芽胞は耐久性のある構造で、熱や酸、消毒液に対して抵抗性があります。そのため、煮沸や胃酸、手指消毒用のアルコールでも死滅しません。臨床では主に手指を介して伝播するため、石鹸と流水によって物理的に芽胞を排除することが感染対策として重要です。

---

2 | 細胞内寄生菌

- ヒトや動物の細胞内に侵入して増殖する細菌です（**表7**）。
- 一般の細菌とは成分の異なる細胞壁をもつ菌や、細胞壁そのものをもたない菌がいます。そのため、細胞壁を作らせない**βラクタム系抗菌薬**は効果がありません。
- 細菌のタンパク質合成を阻害する**マクロライド系抗菌薬**や、DNAの複製を阻害する**ニュー**

表7　細胞内寄生菌

	細胞壁	大きさ μm	ヒト―ヒト 感染	宿主生物	分離 頻度※	検査	呼吸疾患 治療薬
Mycoplasma pneumoniae	なし	0.2-0.3	あり	脊椎動物	5-11%	PCR 抗原 寒冷凝集	CAM AZM
Chlamydia pneumoniae	あり （ペプチドグリカンを欠く）	0.2-1	あり	ヒト 鳥	3-6%	PCR 抗体	CAM AZM
Legionella pneumophila	なし （外膜あり）	2-5	なし	水環境 アメーバ	1-4%	尿中抗原 ヒメネス染色	LVFX AZM

※成人市中肺炎での起因菌としての頻度。

キノロン系抗菌薬を使用します。
- ここでは頭痛や筋肉痛、皮疹など肺以外の症状が目立つ異型肺炎の起因菌となる *Mycoplasma peumoniae*（肺炎マイコプラズマ）、*Chlamydia pneumoniae*（肺炎クラミジア）、*Legionella pneumophila*（レジオネラ菌）を取り上げます。

1) *Mycoplasma pneumoniae*（マイコプラズマ ニューモニエ）
- 細胞壁をもたない菌です。
- 感冒様の症状から始まり、頑固な乾いた咳が特徴的な症状です。
- ヒト―ヒト感染するため**家庭内感染**する場合もあります。5-30歳程度の若年者に感染します。

2) *Chlamydia pneumoniae*（クラミジア ニューモニエ）
- マイコプラズマ肺炎と類似した症状が出ますが、軽い症状の場合が多く、無治療で軽快することもあります。
- ヒト―ヒト感染し、**高齢者では重症化**する場合もあります。

3) *Legionella pneumophila*（レジオネラ ニューモフィラ）
- 感冒様の症状から始まり、急激に発熱、肺炎症状、嘔吐・下痢などの症状を起こします。
- **肺炎症状が急速に進行する**ため、速やかな治療開始が必要です。レジオネラ菌に汚染された温泉施設や給水塔など水が関連したところから感染します。
- 主に易感染性、喫煙、アルコール多飲がリスクとなります。ヒト―ヒト感染はしません。

細胞内寄生菌は呼吸器感染を起こすものが主ですが、他にも Q 熱の *Coxiella burnetii* や紅斑熱やツツガムシ病のリケッチア属もいます。

学名だと覚えにくくて……という場合の覚え方

■ 日本語名で覚えるのも 1 つの手段です。どのような覚え方でもよいと思います。基本的な細菌は、まずは覚えてしまいましょう！

1 | グラム陽性球菌（臨床では球菌が重要！）

■「陽気なあいさつ陽性菌！」と覚えます。（腸球菌以外は）"派手"な症状の感染症を起こすことが多いので……。

1)「超おはよう」

■ "SSCoNE" の "CoN"（コアグラーゼ陰性ブドウ球菌）が含まれていませんが、黄色ブドウ球菌から連想できればよいと思います。前述したように市中感染症では「おはよう」が主な起因菌となります。「超」の腸球菌属はもともと弱毒の菌のため、市中感染症ではほとんど検出されません。

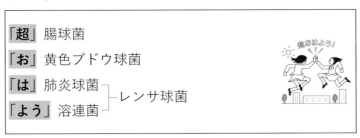

「超」 腸球菌
「お」 黄色ブドウ球菌
「は」 肺炎球菌 ┐
「よう」 溶連菌 ┘ ── レンサ球菌

2)「おちょこ」

■ 医療関連感染症は「おちょこ」で覚えましょう。特にコアグラーゼ陰性ブドウ球菌を意識して覚えます。

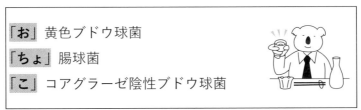

「お」 黄色ブドウ球菌
「ちょ」 腸球菌
「こ」 コアグラーゼ陰性ブドウ球菌

2 | グラム陰性桿菌（臨床では桿菌が重要！）

■「影でコソコソ陰性菌」と覚えます。陰性桿菌は人知れず感染症を起こしていることが多いためです。

1) 「隊長のクレヨンはプロ仕様」（PEK）

■ 特に意味はありませんが、イメージで覚えましょう！

「隊長」	大腸菌
「クレ」	クレブシエラ
「プロ」	プロテウス

2) 「子どものおイモ」（HaM）

■ 小児感染症のイメージです。

「イ」	インフルエンザ桿菌
「モ」	モラキセラ

3) 「エセ師の足は緑色」（SPACE）

■ エセ＝「にせもの」「性質の悪い」というイメージです。

「エ」	エンテロバクター
「セ」	セラチア
「師」	シトロバクター
「足」	アシネトバクター
「緑」	緑膿菌

3 細胞内寄生菌→「まっくらなレジ袋」

■ これも特に意味はありませんが、イメージを膨らませてください。

「ま」	マイコプラズマ
「くら」	クラミジア
「レジ」	レジオネラ

文献

1）青木眞：レジデントのための感染症診療マニュアル，第4版，医学書院，2020.

2）Diekema DJ, et al: *Open Forum Infect Dis*. 2019 Mar 15;6(Suppl 1): S47-S53. **PMID: 30895214**

3）Richter SS, et al: *J Clin Microbiol*. 2016 Mar; 54(3): 812-4. **PMID: 26763960**

4）Matono T, et al: *J Infect Chemother*. 2018 Feb; 24(2): 153-5. **PMID: 29132926**

5）Moriyama Y, et al: *J Infect Chemother*. 2020 Apr; 26(4): 358-62. **PMID: 31822451**

6）Kawamura Y, et al: *J Clin Microbiol*. 1998 Jul; 36(7): 2038-42. **PMID: 9650958**

7）Frank KL, et al: *Clin Microbiol Rev*. 2008 Jan; 21(1): 111-33. **PMID: 18202439**

8）Bouza E, et al: *Clin Infect Dis*. 2015 Feb; 60(4): 528-35. **PMID: 25381321**

9）Metlay JP, et al: *Am J Respir Crit Care Med*. 2019 Oct 1; 200(7): e45-67. **PMID: 31573350**

10）Loo VG, et al: *N Engl J Med*. 2011 Nov 3; 365(18): 1693-703. **PMID: 22047560**

11）Slimings C, Riley TV: *J Antimicrob Chemother*. 2014 Apr; 69(4): 881-91. **PMID: 24324224**

12）Hensgens MP, et al: *J Antimicrob Chemother*. 2012 Mar; 67(3): 742-8. **PMID: 22146873**

3 臨床でよく使用する抗菌薬

✔抗菌薬治療の要となるβラクタム系抗菌薬を整理する。

✔ペニシリン系とセフェム系抗菌薬の使い分けは標的治療で重要となる。

✔βラクタム系以外の抗菌薬はどのようなときに使用するのかを把握する。

■感染症の起因菌がまったくの未知で、患者が重篤な状態では、様々な細菌に効果を示す抗菌薬（広域抗菌薬）を選択して抗菌薬治療を開始します（empiric therapy：経験的治療）。しかし、感染症の起因菌が同定され、その薬剤感受性が判明した場合には、起因菌にのみ効果のある抗菌薬（狭域抗菌薬）へ変更すること（definitive therapy：標的治療）が原則です。

■臨床で主に使用されている抗菌薬の作用機序としては、**細胞壁合成阻害、DNA 複製阻害、タンパク質合成阻害**が重要です。

■抗菌薬は、その構造からβラクタム系、ニューキノロン系、アミノグリコシド系、マクロライド系、テトラサイクリン系、リンコマイシン系などに分類されています。それぞれの作用機序は、βラクタム系抗菌薬は細胞壁合成阻害、ニューキノロン系は DNA 複製阻害、アミノグリコシド系とその他の抗菌薬はタンパク質合成阻害となっています。

■図 1 に抗菌薬の作用機序を示しています。抗菌薬は**細菌の活動や増殖に必要な酵素の働きを阻害する**ことで効果を発揮します。βラクタム系抗菌薬は細胞膜に存在する細胞壁合成酵素を阻害するため、前述した細胞壁をもたない細菌には効果がないことがわかります。

■βラクタム系抗菌薬は、抗菌薬の中でも第一選択薬として広く使用されている薬剤です。本章では、このβラクタム系抗菌薬（**ペニシリン系、セフェム系、カルバペネム系**）を中心に解説します。

■また本章では、グラム陽性球菌は "SSCoNE"、グラム陰性桿菌は "PEK" "HaM" "SPACE"（"SCE" ＋ "PA"）というように表記しています（→ p.17「**2 章 臨床で出合う主要な細菌**」参照）。

抗菌薬は「限りある資源」。
抗菌薬の適正使用には医療従事者の協力が必要です。

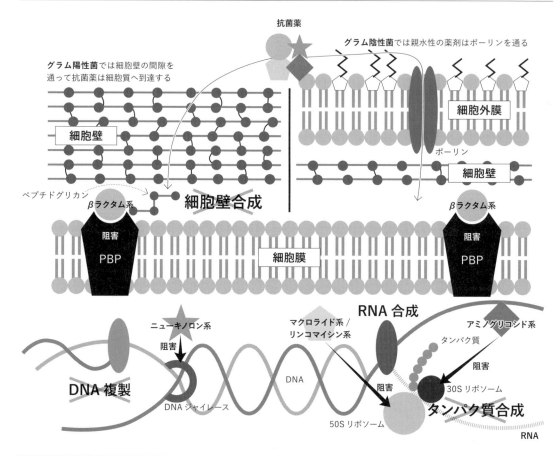

図1　抗菌薬の作用機序

・PBP：ペニシリン結合タンパクと呼ばれる細胞壁を合成する酵素で、細胞膜に存在する。

・30S リボソーム、50S リボソーム：mRNA を解読してアミノ酸からタンパク質を作り出す酵素で、ヒトの細胞にあるものとは大きさが異なる。2 つが合わさって機能する。数字はリボソームの大きさを示す。

・DNA ジャイレース：DNA は 2 重らせん構造を解消しなければ複製することができない。この酵素は DNA を切断、再結合することで DNA 複製を可能にする。

注射薬

- β ラクタム系抗菌薬は、細胞壁の構成成分である**ペプチドグリカンの合成を阻害**することで殺菌的作用を示します。**表1**にペニシリン系、セフェム系、カルバペネム系抗菌薬の効果についてまとめています。

- 注射薬ではβラクタム系抗菌薬以外にも、ニューキノロン系、アミノグリコシド系、リンコマイシン系抗菌薬が主に使用されています。

表1　βラクタム系注射用抗菌薬の効果

			ペニシリン系					セフェム系 第1世代	第2世代	第3世代		第4世代	カルバペネム系
			PCG	ABPC	PIPC	SBT/ABPC	TAZ/PIPC	CEZ ブドウ球菌用	CMZ ESBL産生菌用	CTRX CTX 汎用型	CAZ 緑膿菌用	CFPM 緑膿菌用	MEPM
グラム陽性球菌 "SSCoNE"	Streptococcus sp.		◎	◎									
	S. aureus	MRSA	抗MRSA薬でのみ治療可能										
		MSSA	基本的に耐性					◎					
	コアグラーゼ陰性ブドウ球菌（CNS）		基本的に耐性										
	腸球菌属	E. faecalis		◎						セフェム系は無効			
		E. faecium	通常は抗MRSA薬を使用する										
グラム陰性桿菌	"PEK"	P. mirabilis E. coli				ESBL◎		◎	ESBL◎	ESBL◎			ESBL◎
		K. pneumoniae				ESBL◎			ESBL◎	ESBL◎			ESBL◎
	"HaM"	H. influenzae											
		M. catarrhalis											
	"SPACE"	"SCE"									◎	AmpC◎	AmpC◎
		"PA"									◎		

・ABPC、PIPCにβラクタマーゼ阻害薬（SBT、TAZ）を配合することでスペクトルが拡大する。
・セフェム系抗菌薬は世代が上がるとスペクトルが拡大する。
・ ▦ ：効果がある、 ▨ ：効果がない場合がある
・◎：感受性を確認し標的治療で使用できる。
・ESBL◎：ESBL産生菌の標的治療で使用できる。
・AmpC◎：AmpCβラクタマーゼ過剰産生菌の標的治療で使用できる。

1 βラクタム系抗菌薬

1 ペニシリン系抗菌薬

■ ベンジルペニシリンとその改良型、さらにβラクタマーゼ阻害薬を配合したものがあります。βラクタマーゼ阻害薬とは、ペニシリン系抗菌薬を分解する細菌が産生する**ペニシリナーゼ**と呼ばれる酵素（βラクタマーゼの一種）の作用を阻害する薬剤のことです。改良されることでグラム陰性桿菌に対する効果が "PEK" から "HaM" へ、そして "SPACE" へと徐々に広がっていくことをイメージしてください（**図2**）。

1）ベンジルペニシリン（PCG：ペニシリンGカリウム®）

■ 本来はグラム陽性球菌用の抗菌薬ですが、ほとんどのブドウ球菌属が耐性を獲得しているため、臨床では主にレンサ球菌属による感染症に利用されています。*E. faecalis* に対して

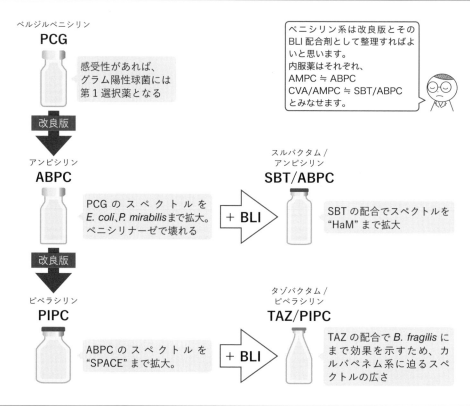

ベンジルペニシリン
PCG

感受性があれば、
グラム陽性球菌には
第1選択薬となる

改良版 ↓

アンピシリン
ABPC

PCGのスペクトルを
E. coli、*P. mirabilis*まで拡大。
ペニシリナーゼで壊れる

+ BLI →

スルバクタム /
アンピシリン
SBT/ABPC

SBTの配合でスペクトルを
"HaM"まで拡大

改良版 ↓

ピペラシリン
PIPC

ABPCのスペクトルを
"SPACE"まで拡大。

+ BLI →

タゾバクタム /
ピペラシリン
TAZ/PIPC

TAZの配合で*B. fragilis*に
まで効果を示すため、カ
ルバペネム系に迫るスペ
クトルの広さ

ペニシリン系は改良版とその
BLI配合剤として整理すればよ
いと思います。
内服薬はそれぞれ、
AMPC ≒ ABPC
CVA/AMPC ≒ SBT/ABPC
とみなせます。

図2　ペニシリン系抗菌薬の展開図
・BLI：βラクタマーゼ阻害薬（SBT、TAZ）

はアミノグリコシド系抗菌薬と併用で使用されることがあります。

■ ベンジルペニシリンはグラム陰性菌のもつ細胞外膜を**通過できない**ため、グラム陰性菌には効果を示しません。例外的に外膜の薄い *Neisseria meningitidis*（髄膜炎菌）には効果を示します。

■ また筋注製剤は国内でも承認されており、梅毒の標準的な治療薬として使用できます。早期梅毒（感染機会から1年未満）では単回の投与で治療可能です（後期梅毒では週に1回、計3回を投与します）。

2）アンピシリン（ABPC：ビクシリン®）

■ ベンジルペニシリンをグラム陰性菌の**細胞外膜を通過できるように改良**した抗菌薬です。ベンジルペニシリンで治療できるグラム陽性球菌に加えて、グラム陰性桿菌の "PEK" のうち *E. coli*、*P. mirabilis* に効果を示します。

■ クレブシエラ属はペニシリナーゼを産生するため、アンピシリンは分解されてしまい効果を示しません。

■ 腸球菌（*E. faecalis*）の第一選択薬としても使用されます。

3）ピペラシリン（PIPC：ペントシリン®）

■ アンピシリンの改良型で、院内感染の起因菌である "SPACE" にまで効果を広げています。

■ *S. aureus* には、同菌が産生するペニシリナーゼによって分解されるため、効果を示しません。

4）スルバクタム / アンピシリン配合剤（SBT/ABPC：スルバシリン®）

■ アンピシリンと、ペニシリン系抗菌薬を分解する酵素であるペニシリナーゼを無効化するスルバクタムとの配合剤で、グラム陰性桿菌への効果を "PEK" から "HaM" にまで広げています。

■ 院内感染で問題となる "SPACE" には効果がありません（ただし、スルバクタムは**例外的**にアシネトバクターに効果があります）。

■ スルバクタムが細菌の産生するペニシリナーゼを無効にするため、MSSA や嫌気性菌にも効果があります。

5）タゾバクタム / ピペラシリン配合剤（TAZ/PIPC：ゾシン®）

■ ピペラシリンと β ラクタマーゼ阻害薬であるタゾバクタムの配合剤で、"SPACE" に加えて嫌気性菌にまで効果を示します。

■ タゾバクタムはスルバクタムよりも多くの種類の β ラクタマーゼを阻害します。そのため、カルバペネム系抗菌薬と同様の**広域抗菌薬**です。

2 ｜ セフェム系抗菌薬

■ 国内では、ペニシリン系よりも多くの注射用抗菌薬が承認され使用されています。

■ セフェム系抗菌薬は**図3**に示したように第1世代から第4世代に分類されています。この「世代」はあくまで誕生した順であって、あまり重要ではありません。ただ「世代」で括れるのは何かと便利ではあるため、知識としてあったほうがよいでしょう。

■ 第1世代から第3世代へ世代が上がるにつれて**効果のあるグラム陰性桿菌の菌種は増えます**。一方でグラム陽性菌（特にブドウ球菌属）に対する効果は弱くなっていきます。特に第3世代のセフタジジムは、緑膿菌には効果がありますがブドウ球菌属にほとんど効果がありません。第4世代のセフェピムは、セフタジジムの弱点を補うように、ブドウ球菌属にも効果があります。

■ メチシリン感受性黄色ブドウ球菌（MSSA）菌血症では、第1世代のセファゾリンが第2世代（セフォチアム）、第3世代（セフトリアキソン）のセフェム系よりも**効果的である**ことがわかっています[1)2)]。第4世代のセフェピムは、効果のある菌種が多いために一般的に MSSA 菌血症には使用されません。

■ まずは臨床でよく使用されるセフェム系抗菌薬として、効果のある細菌ごとに①**ブドウ球菌用**、②**緑膿菌用**、③ **ESBL 産生菌用**、④**汎用型**に分類するのもよい方法です。以下では、この分類に従って解説します。

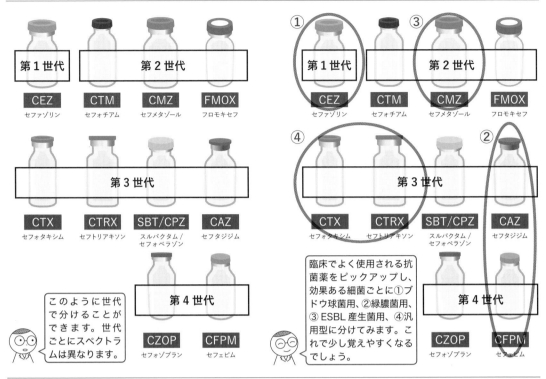

図3　セフェム系抗菌薬の分類

1)セファゾリン（CEZ：セファメジン®）：ブドウ球菌用

■第1世代セフェム系抗菌薬で、*S. aureus* などが産生するペニシリナーゼで分解されません。前述のように、MRSA の感染症には使用できませんが **MSSA では第1選択薬**となります。皮膚に常在するレンサ球菌属にも有効なため、**周術期の感染予防**にも利用されています。

■感受性があれば "PEK" による感染症にも使用できますが、CEZ に耐性の "PEK" が増加しているため感受性を確認してから使用しましょう。

2)セフェピム（CFPM：マキシピーム®）、セフタジジム（CAZ：モダシン®）：緑膿菌用

■セフェピムは "SSCoN" "PEK" "HaM" "SPACE" による感染症の抗菌薬治療に用います。ペニシリン系のピペラシリンと同等の**広域抗菌薬**で、第4世代セフェム系抗菌薬です。

■セフェピムは後述する AmpC β ラクタマーゼでも分解されにくいため（ピペラシリンやセフタジジムは分解される）、"SCE" による重症感染症には第1選択薬として使用されます。

■2012 年に米国食品医薬品局（FDA）は、非痙攣性てんかん重積を起こしうるとしてセフェピムに対して医薬品安全性情報を出しており、腎機能障害時には投与量を適切に減量するよう注意喚起しています[3]。セフェピムによるてんかんなどの中枢神経系の副作用は、**腎機能障害**がそのリスク因子として報告されています[4,5]。

■セフタジジムは緑膿菌を含むグラム陰性桿菌に効果のある抗菌薬で、**緑膿菌専用**の抗菌薬

というイメージです。グラム陽性球菌ではレンサ球菌属にのみ効果を示します。セフタジジムは第 3 世代セフェム系抗菌薬です。

3）セフメタゾール（CMZ：セフメタゾン®）：ESBL 産生菌用

■ 第 2 世代セフェム系抗菌薬で、"SPACE" に効果はありませんが、基質特異性拡張型 β ラクタマーゼ（extended-spectrum β -lactamase：ESBL）では**分解されない特徴**があります。また、横隔膜より下に位置する臓器などの感染症の主な起因菌である *B. fragilis* をカバーし、**腹部外科や婦人科系の周術期**に用いられます。

■ 近年、セフメタゾールへ耐性を示す *B. fragilis* が増加しているため、*B. fragilis* を起因菌とする感染症の抗菌薬治療で用いる機会は減っています。一方で、ESBL 産生菌による感染症に対してカルバペネム系抗菌薬の代替抗菌薬になるとの報告から、特に尿路感染症での**標的治療**に使用されています [6-9]。

■ ESBL 産生菌が起因菌として疑われる感染症の**経験的治療**には、セフメタゾールは推奨されていません。患者の状況によっても異なりますが、カルバペネム系抗菌薬もしくはタゾバクタム / ピペラシリンが推奨されています（→ p.61「**ESBL**」参照）。

4）セフォタキシム（CTX：クラフォラン®）、セフトリアキソン（CTRX：ロセフィン®）：汎用型

■ 第 3 世代セフェム系抗菌薬で、グラム陽性球菌ではブドウ球菌属とレンサ球菌属に、陰性桿菌では "PEK" "HaM" "SCE" に効果があります。市中での感染症と、緑膿菌が否定できる院内感染の起因菌をカバーしています。

■ そのため、緑膿菌の可能性が低い**市中肺炎や腎盂腎炎では第 1 選択薬**として使用されます。特にセフトリアキソンは、主に胆汁中に排泄され腎機能によらない用法用量を選択できること、半減期が長いために 1 日 1 回の投与でも利用できることの利便性から広く使用されています。

■ セフォタキシム、セフトリアキソン共に**細菌性髄膜炎**の治療にも用いられます。

> セフェム系を一気に覚えようとすると混乱しますし、
> 大抵の場合、勉強そのものが嫌になってしまいます。前述のように、
> 分けて覚えるとそれほど難しくはないと思います。

3 ｜カルバペネム系抗菌薬

■ カルバペネム系抗菌薬には、パニペネム / ベタミプロン配合剤（PAPM/BP：カルベニン®）、イミペネム / シラスタチン配合剤（IPM/CS：チエナム®）、ビアペネム（BIPM：オメガシン®）、メロペネム（MEPM：メロペン®）、ドリペネム（DRPM：フィニバックス®）があります。

■ 前出の**表 1** には臨床で最も多く使用されているメロペネムを示しています。メロペネムは

表 2　カルバペネム系抗菌薬が効かない菌

自然耐性	*E. faecium*、*Corynebacterium* sp.、*C. difficile*、*S. maltophilia*、*Bartonella* sp.
薬剤耐性	バンコマイシン耐性腸球菌（VRE）、MRSA、多剤耐性コアグラーゼ陰性ブドウ球菌（MRCNS）、カルバペネム耐性腸内細菌科細菌（CRE）、多剤耐性緑膿菌（MDRP）、多剤耐性アシネトバクター（MDRA）
細胞内寄生菌	*Mycoplasma* sp.、*Legionella* sp.、*Chlamydia* sp.、*Rickettsia* sp.
真菌	*Candida* sp.、*Aspergillus* sp.、*Cryptococcus* sp.

『抗菌薬 MAP』を参照してもわかるように、パニペネム以外のカルバペネム系抗菌薬と有効な細菌はほとんど同一です。

■初期のカルバペネム系抗菌薬であるパニペネムとイミペネムは、腎臓にあるデヒドロペプチダーゼと呼ばれる酵素で分解されるため、その酵素作用を阻害するベタミプロンとシラスタチンをそれぞれ配合しています。

■カルバペネム系抗菌薬はペニシリン系とセフェム系抗菌薬を分解する β ラクタマーゼに**分解されない**という特徴があります。そして、嫌気性菌を含むグラム陽性菌から陰性菌までの多くの細菌に効果を示す**最も広域な抗菌薬**です。

■ただし、パニペネムは緑膿菌などのブドウ糖非発酵菌には効果がありません。一方で、イミペネム、ビアペネム、メロペネムはブドウ糖非発酵菌に効果が強い抗菌薬です。

■緑膿菌などがカルバペネム系抗菌薬に耐性を示す場合、耐性機序の違いによってイミペネム耐性でメロペネム感性や、その逆を示す場合があります。

■国内で肺炎に適応のあるドリペネムは、米国では人工呼吸器関連肺炎（VAP）を含むかなる肺炎に対しても適応がありません[10]。VAP を含む院内肺炎のうち、特に緑膿菌などのブドウ糖非発酵菌が関与しドリペネムを使用する場合には、1 回 1 g を 1 日 3 回、10-14 日間の投与方法が推奨されています[11]。

■カルバペネム系抗菌薬はそのスペクトルの広さから頻用されやすい薬剤ですが、これらを分解する酵素のカルバペネマーゼを産生する**耐性菌の出現**も問題となっています。そのため、経験的治療に使用する場合、起因菌が特定されたら速やかに**標的治療に変更**する必要があります。

■どんな細菌にも効果があるような錯覚を覚えますが、**表 2** に示したように実際には効果を示さない細菌が少なからずいることも忘れてはいけません。

2　βラクタム系以外の抗菌薬

1 | ニューキノロン系抗菌薬

- 主にレボフロキサシン（LVFX：クラビット®）、シプロフロキサシン（CPFX：シプロキサン®）が臨床で使用されています。これらはフルオロキノロン系抗菌薬とも呼ばれています。細菌の **DNA 複製を阻害**することで抗菌作用を示す薬剤です。

- ニューキノロン系抗菌薬は "PEK" "HaM" "SPACE" や "SSCoNE" に効果がありますが、"SPACE" に対する抗菌活性はレボフロキサシンよりもシプロフロキサシンがやや強く、"SSCoNE" にはシプロフロキサシンよりもレボフロキサシンが強くなっています。

- ただし、尿路感染症を除いて腸球菌（*E. faecalis*）による感染症にはニューキノロン系抗菌薬は使用できません。細胞内寄生菌にも効果を示しますが、嫌気性菌には内服薬のモキシフロキサシンを除いてほとんど効果がありません。

- ニューキノロン系抗菌薬は消化管からの吸収が良いため、内服薬でも注射薬と同等に使用できます。

- 全身の臓器やマクロファージなどの食細胞内にも広く分布するため、多くの感染症に使用できます。その広域な抗菌スペクトルおよび良好な吸収と分布のために、市中感染症でよく処方される傾向にあります。

- しかし、ニューキノロン系抗菌薬を標的治療として使用する感染症と細菌は限られるべきで、**安易に使用するべきではありません。**

- また多くのニューキノロン系抗菌薬は小児に対して禁忌となっています。これは小児の関節軟骨への毒性によって関節障害を生じるためです。ただし近年の調査では、小児の関節障害のリスクは**他の抗菌薬と変わらない**ことが報告されています[12]。

- 注射用シプロフロキサシンは、小児に対して他の抗菌薬がアレルギーで使用できない、もしくは他の抗菌薬で効果が不十分な場合に限って、特定の感染症で使用することができます（内服薬ではトスフロキサシンのみ使用できる）。その際には副作用と耐性菌発現のリスクを最低限にするため、感染症の治療上必要な最小限の投与期間にすべきです。

2 | アミノグリコシド系抗菌薬

- 主にゲンタマイシン（GM：ゲンタシン®）、トブラマイシン（TOB：トブラシン®）、アミカシン（AMK：アミカマイシン®）の 3 種が臨床で使用されています。

- アミカシンは、ゲンタマイシンやトブラマイシンが耐性の細菌にも効果を示す場合があります。

- いずれも細菌の**タンパク質合成を阻害**することで抗菌作用を示す薬剤で、主に "PEK" "HaM" "SPACE" のグラム陰性桿菌とブドウ球菌属に効果があります。

- アミノグリコシド系抗菌薬は、細菌内に取り込まれて効果を発揮します。菌体内に取り込まれる際に酸素を利用するため、嫌気性菌や、膿瘍などの**嫌気的条件下**にいる細菌には効

果がありません。

- 用量依存的に**腎機能障害**の副作用が出現するため、腎機能ごとの投与量が細かく設定されています。
- ゲンタマイシンは、感染性心内膜炎の起因菌が腸球菌属やレンサ球菌属の場合に、βラクタム系抗菌薬と併用されます[13]。ただしレンサ球菌属のうち *S. pyogenes* と *S. pneumoniae* には効果がありません。
- アミノグリコシド系抗菌薬は、主にアシネトバクターや緑膿菌による重症感染症時にβラクタム系抗菌薬と併用されることがあります。

3 | リンコマイシン系抗菌薬

- 主にクリンダマイシン（CLDM：ダラシンS®）が臨床で使用されています。
- 細菌の**タンパク質合成を阻害**することで抗菌作用を示す薬剤で、主にグラム陽性菌と嫌気性菌に効果を示しますが、グラム陰性菌には効果がありません。
- また、グラム陽性菌の腸球菌属と *C. difficile* には効果がなく、*B. fragilis* は耐性化が進んでいます。それ以外の嫌気性菌には広く効果があり、膿瘍や骨への**移行性が良い**薬剤です。
- β溶血性レンサ球菌による感染時に毒素産生抑制を目的として使用されることもあります。

内服薬

- 注射薬と同様に、βラクタム系のペニシリン系とセフェム系抗菌薬が重要ですが、ほかにもニューキノロン系、マクロライド系、テトラサイクリン系抗菌薬とスルファメトキサゾール／トリメトプリム（ST合剤）がよく使用されています。
- ニューキノロン系抗菌薬は内服抗菌薬の中で最大の抗菌スペクトルをもち、良好なバイオアベイラビリティー（内服した薬剤が血液に移行する割合）と組織移行性のある"万能選手"ですが、第一選択薬として使用する状況は**制限されるべき**です。
- なぜなら、外来で治療可能な感染症の多くはペニシリン系とセフェム系抗菌薬で十分に対処できるとされており（細胞内寄生菌による感染症は除く）、安易に使用することは**耐性菌増加**の原因にもなるからです。
- 内服薬であっても抗菌薬治療の原則は同じです。耐性菌の拡大を防止するためにも不必要なまでに広域な抗菌薬を処方しないようにしましょう。

1 βラクタム系抗菌薬

1 | ペニシリン系抗菌薬

- 主にアモキシシリン（AMPC：サワシリン®）、クラブラン酸／アモキシシリン配合剤

（CVA/AMPC：オーグメンチン®、クラバモックス®）の2種が臨床で使用されています。アモキシシリンは注射薬のアンピシリンと、クラブラン酸/アモキシシリン配合剤は注射薬のスルバクタム/アンピシリン配合剤と同じ細菌に効果があります。

■ クラブラン酸/アモキシシリン配合剤（オーグメンチン®）はペニシリン分解酵素阻害薬配合で、成人に処方する際にはオーグメンチン®にアモキシシリン（サワシリン®）を組み合わせて処方することが多いです。その理由は、日本で販売されているクラブラン酸/アモキシシリン配合剤は諸外国で販売されているものよりクラブラン酸の**配合比が高い**ためです。すなわち、アモキシシリンを標準量（1回500 mg）に合わせるとクラブラン酸の量が多くなり、クラブラン酸による**消化器系副作用**が出やすくなります。そのため、オーグメンチン®はクラブラン酸のほうに合わせて設定し、不足するアモキシシリンの分をサワシリン®で補うのです。

■ 臨床ではオーグメンチン® 250 mg 1錠に対してサワシリン® 250 mg 1カプセルを併用することが多いです。

■ 小児用のクラブラン酸/アモキシシリン配合剤であるクラバモックス®は、クラブラン酸の**配合比が改善**されているため、上記のようにサワシリン®と併用する必要はありません。

2 | セフェム系抗菌薬

■ 注射用セフェム系抗菌薬と同様に内服用抗菌薬も、世代が上がると"PEK"→＋"HaM"→＋"SCE"のようにグラム陰性桿菌へのスペクトルが**1段階広がります**。グラム陽性球菌では腸球菌属（E）を除く"SSCoN"に効果があります。

■ セファレキシン（CEX：ケフレックス®）は第1世代で"PEK"に、セファクロル（CCL：ケフラール®）は第2世代で"PEK""HaM"に、セフジトレン（CDTR：メイアクト®）は第3世代で"PEK""HaM""SCE"に効果があります。第3世代はほかにもセフジニル（CFDN：セフゾン®）、セフカペン（CFPN：フロモックス®）などが臨床で使用されています。

■ 第3世代セフェム系抗菌薬は広域抗菌薬に分類されるため**安易な処方は避けるべき**ですが、外来では2番目に多く処方されている内服抗菌薬です。

■ ピボキシル基を有する内服抗菌薬（セフカペン、セフジトレンなど）を小児（特に乳幼児）に投与した際に、重篤な**低カルニチン血症**に伴って低血糖症、痙攣、脳症などを起こし、後遺症に至る症例も報告されているため注意が必要です。

2 βラクタム系以外の抗菌薬

1 | ニューキノロン系抗菌薬

■ 主にシプロフロキサシン（CPFX：シプロキサン®）、レボフロキサシン（LVFX：クラビット®）、モキシフロキサシン（MFLX：アベロックス®）の3種が臨床で使用されています。

シプロフロキサシンとレボフロキサシンは同名の注射薬と同じ細菌に効果があります。モキシフロキサシンはシプロフロキサシンとレボフロキサシンが効果を示す細菌に加え嫌気性菌にも効果があります。

- 内服薬のニューキノロン系抗菌薬は注射薬と同様に幅広い抗菌スペクトルがあります。本来は安易に使用すべき薬剤ではありませんが、外来では3番目に多く処方されている内服抗菌薬です。

- 本来、大腸菌はレボフロキサシンに感受性を示しますが、その感受性率は**80%未満**と低くなっています。

- ニューキノロン系抗菌薬は**結核菌**にも効果があるため、肺結核の診断前に使用すると、診断の遅れや感染拡大の原因になります。

- FDAは、ニューキノロン系抗菌薬による腱、筋肉、関節、末梢神経系への副作用は、**永続的な活動および動作障害**となり、そのリスクは**甚大**であるとしています。そのため、急性細菌性副鼻腔炎や単純性尿路感染症のような軽症の感染症の場合、代替抗菌薬がある場合はそちらを優先するように注意喚起しています[14)15)]。

- トスフロキサシン以外のニューキノロン系抗菌薬は、小児への投与は**禁忌**です。また妊婦への投与はトスフロキサシンを含めた内服のすべてのニューキノロン系抗菌薬が**禁忌**です。

- 小児へのトスフロキサシンは、他の経口抗菌薬による治療効果が期待できない感染症（主に耐性菌による肺炎と中耳炎）に対して使用できます。その際には副作用と耐性菌発現のリスクを最低限にするため、感染症の治療上必要な最小限の投与期間にすべきです。

- アルミニウム、マグネシウム含有制酸薬およびカルシウム、鉄などの**金属イオン**を含む薬剤と併用すると、ニューキノロン系抗菌薬の腸管での**吸収率が低下**します。そのため、これらの薬剤と併用する際には、2時間程度の間隔を空ける必要があります。

2 ｜ マクロライド系抗菌薬

- 主にクラリスロマイシン（CAM：クラリス®）、アジスロマイシン（AZM：ジスロマック®）の2種が臨床で使用されています。アジスロマイシンは同名の注射薬もあります。両薬剤とも"HaM"と細胞内寄生菌に効果があります。

- 本来は腸球菌属以外のグラム陽性球菌にも効果がありますが、その多くがマクロライド系抗菌薬に**耐性**となっています。そのため、臨床ではグラム陽性球菌による感染症治療の目的ではほとんど使用されません。

- 国内で最も処方されている内服抗菌薬ですが、レンサ球菌属とマイコプラズマの**耐性**が問題となっています。

- クラリスロマイシンは、様々な薬剤と**相互作用**が多いため注意が必要です。アジスロマイシンは注射薬もあり、重症の**細胞内寄生菌感染症**に使用されます。

- 心血管疾患のある患者へのアジスロマイシンの投与は、心血管死リスクを増加させることが報告されているため、そのような患者には慎重に投与すべきです[16)]。

3 | テトラサイクリン系抗菌薬

- 主にミノサイクリン（MINO：ミノマイシン®）、ドキシサイクリン（DOXY：ビブラマイシン®）の2種が臨床で使用されています。ミノサイクリンは同名の注射薬もあります。両薬剤とも"SSCoNE""HaM"と細胞内寄生菌に効果があります。

- ミノサイクリンは、**多剤耐性アシネトバクター**に対して効果があると報告されています[17]。*S. maltophilia* 感染症の第2選択薬としても使用されます。

- ミノサイクリンでは**前庭障害**と呼ばれるめまい、ふらつき、嘔気などの特徴的な副作用が知られています。

- ドキシサイクリンは、ノミやダニによって媒介されるリケッチア属による感染症に第1選択薬として使用されます。また、ミノサイクリンで見られるような前庭障害が見られないことが知られています[18]。

- アルミニウム、マグネシウム含有制酸薬およびカルシウム、鉄などの**金属イオンを含む薬剤**と併用すると、ミノサイクリン、ドキシサイクリンの腸管での**吸収率が低下**します。そのため、これらの薬剤と併用する際には、2時間程度の間隔を空ける必要があります。

- テトラサイクリン系抗菌薬は、**発達中の骨や歯のカルシウムイオンと結合**することが知られています。特に歯牙形成期にある8歳未満の小児へ使用した場合、**歯牙着色、エナメル質の形成不全**を起こすことがあります。そのためテトラサイクリン系抗菌薬の8歳未満の小児への投与は推奨されていません。

4 | スルファメトキサゾール＋トリメトプリム配合剤

- スルファメトキサゾールが葉酸合成を阻害、トリメトプリムが葉酸代謝を阻害することで相乗的な抗菌効果を示す抗菌薬です。臨床ではST合剤と呼ばれ内服薬（バクタ®）と注射薬（バクトラミン®）が使用されています。

- "SSCoN""PEK""HaM""SCE"と原虫に効果があります。また *S. maltophilia* 感染症に対する第一選択薬としても使用されます。MRSAにも効果を示し、リファンピシン（RFP：リファジン®）と併用されることがあります。

- 腸球菌属と *S. pyogenes* はSTへの感受性試験に感受性を示しますが、実際の感染症（腸球菌属による尿路感染症や *S. pyogenes* による咽頭炎）では治療効果がありません。この矛盾は、これらの細菌の特性と生体の条件が組み合わさることでSTの作用が阻害されるためと考えられています。

- 臨床では腸内細菌科細菌へ広く効果を示すことから、尿路感染症の治療に使用されます。また主に免疫不全の患者が発症するニューモシスチス肺炎やノカルジア症の治療にも第一選択薬として使用されます。

文献

1）Paul M, et al: *Clin Microbiol Infect*. 2011 Oct; 17(10): 1581-6. **PMID: 21073629**

2）Carr DR, et al: *Open Forum Infect Dis*. 2018 May 18; 5(5): ofy089. **PMID: 30568987**

3）FDA: FDA Drug Safety Communication: Cefepime and risk of seizure in patients not receiving dosage adjustments for kidney impairment.
https://www.fda.gov/Drugs/DrugSafety/ucm309661.htm

4）Fugate JE, et al: *Crit Care*. 2013 Nov 7; 17(6): R264. **PMID: 24200036**

5）Ugai T, et al: *Scand J Infect Dis*. 2014 Apr; 46(4): 272-9. **PMID: 24506579**

6）Doi A, et al: *Int J Infect Dis*. 2013 Mar; 17(3): e159-63. **PMID: 23140947**

7）Matsumura Y, et al: *Antimicrob Agents Chemother*. 2015 Sep; 59(9): 5107-13. **PMID: 26100708**

8）Fukuchi T, et al: *BMC Infect Dis*. 2016 Aug 18; 16(1): 427. **PMID: 27538488**

9）Namikawa H, et al: *Intern Med*. 2017; 56(14): 1807-15. **PMID: 28717075**

10）FDA: FDA Drug Safety Communication: FDA approves label changes for antibacterial Doribax (doripenem) describing increased risk of death for ventilator patients with pneumonia.
https://www.fda.gov/Drugs/DrugSafety/ucm387971.htm

11）Kollef MH, et al: *Crit Care*. 2012 Nov 13; 16(6): R218. **PMID: 23148736**

12）Sendzik J, et al: *Int J Antimicrob Agents*. 2009 Mar; 33(3): 194-200. **PMID: 18835137**

13）日本循環器学会, 他：感染性心内膜炎の予防と治療に関するガイドライン（2017年改訂版）.

14）FDA: FDA Drug Safety Communication: FDA updates warnings for oral and injectable fluoroquinolone antibiotics due to disabling side effects.
http://www.fda.gov/downloads/Drugs/DrugSafety/UCM513019.pdf

15）国立医薬品食品衛生研究所安全情報部：医薬品安全性情報 Vol.14 No.20（2016/10/06）.
http://www.nihs.go.jp/dig/sireport/weekly14/20161006.pdf

16）Chou HW, et al: *Clin Infect Dis*. 2015 Feb 15; 60(4): 566-77. **PMID: 25409476**

17）Lashinsky JN, et al: *Infect Dis Ther*. 2017 Jun; 6(2): 199-211. **PMID: 28357705**

18）Smith K, Leyden JJ: *Clin Ther*. 2005 Sep; 27(9): 1329-42. **PMID: 16291409**

4

妊婦と抗菌薬

Keyword ADEC 分類 FASS

✔抗菌薬の胎児への影響は不明確な部分も多い。

✔妊婦に最も安全に使用できるのはβラクタム系抗菌薬である。

✔起因菌に応じて安全と考えられている抗菌薬を選択する。

■ 妊娠中の感染症は母体だけでなく胎児の健康にも有害な場合があり、母体と胎児に安全で効果的な抗菌薬の使用が必要です。医薬品の臨床試験では倫理的な側面から**妊婦が除外**されています。これは抗菌薬も例外ではありません。そのために妊婦の抗菌薬治療の効果と安全性に関するデータは不足しています。

■ 抗菌薬の添付文書には、妊婦への使用について「**投与しないこと（禁忌）**」もしくは「**投与しないことが望ましい**」「**治療上の有益性が危険性を上回ると判断される場合にのみ投与すること**」と記載され、どの抗菌薬が安全なのか明確ではありません。妊婦に抗菌薬の投与が必要と判断したとき、抗菌薬をどのように選択すればよいのでしょうか。本章では前述した、臨床でよく使用される抗菌薬を中心に解説します。

リスク分類

■ 実臨床では、オーストラリア医療製品管理局の医薬品評価委員会が作成した胎児危険度分類（**ADEC 分類** [**表 1**]）を参考に抗菌薬が選択されることが多いです [1]。筆者は更新頻度の高いスウェーデンの製薬業界協会が作成した医薬品データベース **FASS**（Farmaceutiska Specialiteter i Sverige）も参考にしています [2]。どちらも抗菌薬以外の薬剤も示されています。妊婦に薬剤を使用する際には参考にしてください。

■ ADEC 分類と FASS は同じリスク分類法を採用しています。**表 1** に示したように、使用実績などから**ほぼ安全に使用できる**「**A**」から、胎児への恒久的な障害のために**絶対禁忌の**「**X**」までの A、B、C、D、X の 5 段階のカテゴリーに分類されています。「B」はヒトへの使用経験は少ないが奇形や胎児への有害作用の増加が観察されていない薬剤を示しています（動物実験の結果により B1-3 に細分化されている）。「C」は薬理作用から胎児や新生児に奇形以外の有害作用の可能性のある薬剤、「D」は奇形を含めた有害作用の可能性のある薬剤を示しています。

■ **表 2** には主な抗菌薬の ADEC 分類を示していますが、抗菌薬処方の際にはウェブサイトから最新の情報を確認してください。この分類はあくまで胎児へのリスクを評価したもの

表1 ADEC分類のカテゴリー（筆者訳）

A	多くの妊婦と出産可能年齢の女性に使用されており、奇形発生頻度の増加や胎児への直接的もしくは間接的な有害な影響が観察されていない薬剤。	
B	限られた人数の妊婦と出産可能年齢の女性に使用されており、胎児の奇形発生頻度の増加やその他の直接的もしくは間接的な有害な影響が観察されていない薬剤。	
	B1	動物を用いた研究では、胎子障害の発生頻度が増加したという証拠は示されていない。
	B2	動物を用いた研究が不十分もしくは不足している可能性があるが、利用可能なデータでは、胎子障害の発生頻度が増加したという証拠は示されていない。
	B3	動物を用いた研究では、胎子障害の発生頻度が増加したという証拠が示されているが、ヒトではその意義が不確かと考えられている。
C	その薬理学的作用により、奇形を発生せずに胎児または新生児に有害な影響を与えた、または与えた疑いがある薬剤。これらの影響は可逆的な場合もある。	
D	胎児の奇形や不可逆的な障害の発生頻度を増加させたかその疑いがある、もしくはその可能性がある薬剤。また、その薬理学的作用により有害な影響を及ぼす可能性がある。	
X	胎児に恒久的な障害を与える危険性が高く、妊娠中や妊娠の可能性がある場合に使用すべきでない薬剤。	

表2 主な抗菌薬とADEC分類

	抗菌薬	ADEC分類
ペニシリン系	PCG、ABPC、AMPC	A
	PIPC、TAZ/PIPC、CVA/AMPC	B1
セフェム系	CEX	A
	CEZ、CTX、CTRX、CAZ、CFPM、TAZ/CTLZ、CCL、CPDX	B1
カルバペネム系	MEPM、DRPM	B2
	IPM/CS	B3
ニューキノロン系	CPFX、MFLX、LVFX[※1]	B3
マクロライド系	EM	A[※2]
	AZM	B1
	CAM	B3
アミノグリコシド系	GM、TOB、AMK	D[※3]
テトラサイクリン系	MINO、DOXY	D
その他	CLDM	A[※4]
	ST	C[※5]

※1 LVFXはFASSで記載されている。※2 FASSでは「D」。※3 FASSではTOBは「B3」。※4 FASSでは「B1」。※5 FASSでは「D」。

で、薬剤の**安全性の順序ではありません**。また胎児へのリスクは妊娠週数や投与期間によっても異なります。実際には妊婦への安易な抗菌薬の使用は避けつつも、カテゴリーＡもしくはＢの抗菌薬を使用することが多いです。しかし、重症感染症などから母体の生命を守るためにカテゴリーＣやＤの抗菌薬を選択する場合もあります。

■ 新生児の 2-3％には何らかの先天異常が認められます。そのためカテゴリーＡの抗菌薬を使用した場合であっても「この薬は絶対に大丈夫です」や「赤ちゃんにまったく影響ありません」のような**断定的な説明は控える**べきです。「この薬は赤ちゃんの発達にほとんど影響しないと考えられています」や「薬を使用していない場合と比べて、赤ちゃんの体に異常が起こる割合は増えないと考えられています」のような説明が良いと思います。

抗菌薬の安全性

■ **βラクタム系抗菌薬**の**ペニシリン系**と**セフェム系**は妊婦に対して安全な抗菌薬で、妊娠初期から利用でき、多くの場合に**第一選択薬**となります[3)4)]。βラクタマーゼ阻害薬（スルバクタム、タゾバクタム、クラブラン酸）を配合している抗菌薬も安全に使用できます[5)]。**カルバペネム系抗菌薬**ではイミペネム／シラスタチン配合剤とドリペネム、メロペネムでの安全性が確認されています。またモノバクタム系抗菌薬の**アズトレオナム**も安全に使用できます[6)7)]。

■ **ニューキノロン系抗菌薬**は、動物実験で胎子の発育抑制や骨格変異、流産が認められたため妊婦への使用は**禁忌**となっています。一方でニューキノロン系抗菌薬が妊婦に使用された調査では、胎児の催奇形性や新生児の筋骨格系の機能異常との関連はなかったと報告されています[4)8)9)]。そのため、現在では妊娠と気付かずに使用しても、胎児の発育に問題はないと考えられています。

■ ニューキノロン系抗菌薬の妊婦への使用は、以前に考えられていたほどに高いリスクでない可能性があります。しかし、安易に使用すべき抗菌薬ではないため、ほかに代替できる場合にはそちらが推奨されます。

■ **マクロライド系抗菌薬**（クラリスロマイシンとアジスロマイシン）の妊娠初期の使用は、ペニシリン系抗菌薬と比較して流産（もしくは死産）のリスクを増加させますが、胎児への催奇形性を含む有害事象リスクはほとんど増加させないと報告されています。クラリスロマイシンのほうがアジスロマイシンよりも流産のリスクが高いと報告されています[4)10-12)]。

■ **エリスロマイシン**（マクロライド系抗菌薬の１つ）の使用は、胎児の心血管系の催奇形性や口蓋裂と関連していますが、流産のリスクは増加させないと報告されています[10)13)]。心血管系の奇形に伴う新生児の循環機能の障害は軽度とも言われ、実際の奇形と障害の関連は不明です[14)]。しかし上記のような催奇形性の報告から、エリスロマイシンの胎児へのリスクが懸念されています。ADEC 分類ではカテゴリーＡのままですが、FASS ではカテゴリー D に変更されています。

■ **アミノグリコシド系抗菌薬**のうち古くに開発されたストレプトマイシンとカナマイシン（両

薬剤は実臨床では特定の場合にのみ使用されている。ADEC 分類ではカテゴリー D）の妊婦への使用は、胎児の腎臓形成異常や新生児の内耳神経障害（難聴、平衡機能障害など）と関連することが知られています。そのため一般的にアミノグリコシド系抗菌薬の妊婦への使用は**推奨されていません** [6)7)]。

- 一方で**ゲンタマイシン**を妊婦に投与した報告では、胎児の催奇形性や腎毒性、聴覚障害のリスク増加は観察されませんでした [15)]。**トブラマイシン**と**アミカシン**でも同等に考えられています。重症感染症や耐性菌の関与などにより妊婦への投与が必要な場合は、胎児への影響を少なくするために血中濃度の定期的なモニタリングが必要です [16)]。

- **リンコマイシン系抗菌薬**の**クリンダマイシン**の妊婦への使用は、胎児の催奇形性などの有害事象リスクもなく安全であると考えられています [17)]。しかし、妊娠初期の使用が胎児の筋骨格系や心血管系の催奇形性リスクをわずかに増加させることが報告されています [4)]。そのためアレルギーなどによってβラクタム系抗菌薬が使用できない場合の代替薬もしくは特定の感染症治療薬として使用すべきと考えます。

- **テトラサイクリン系抗菌薬**は胎児のカルシウムイオンの代謝に影響します。そのため妊娠 15 週以降の使用は、胎児の歯だけでなく骨（特に腓骨）の成長不全や白内障のリスクを増加させることが知られています。またテトラサイクリン系抗菌薬による肝毒性のリスク因子の 1 つに妊娠があることも知られています [18)]。さらにテトラサイクリン系抗菌薬の妊娠初期の使用は、流産のリスクを増加させることが報告されています [10)]。

- **ドキシサイクリン**はミノサイクリンよりもカルシウムイオンの代謝に影響しないこと、肝毒性のリスクを上昇させないことなどから、胎児と妊婦への影響が少ないと報告されています [19)]。しかし妊娠 14 週以前のドキシサイクリンの使用は、胎児の心臓奇形のリスクを増加させると報告されています [20)]。そのため、現時点では他の抗菌薬が使用できない場合を除いて、ドキシサイクリンを含めたテトラサイクリン系抗菌薬を妊婦に投与すべきでないと考えます。

- **スルファメトキサゾール / トリメトプリム配合剤**（ST 合剤）は催奇形性や早産、死産、新生児核黄疸のリスクがあるため妊婦への投与は**禁忌**です。また高ビリルビン血症が現れることがあるため新生児への投与も**禁忌**です。

- 一方で ST 合剤は HIV に罹患した妊婦への日和見感染の予防薬として推奨されています [21)]。また尿路感染症などの感染症でもβラクタム系抗菌薬の代替として利用できると報告されています。ニューモシスチス肺炎治療時のように多量に長期間使用しなければ、催奇形性リスクは上昇しないと考えられています [4)22)]。

- ST 合剤の妊娠初期での使用による流産のリスク増加も観察されているため、海外でも一般的には妊婦への投与は**推奨されていません** [10)]。耐性菌や抗菌薬アレルギーなどの理由で ST 合剤を使用する際には、妊婦へ 1 日 5 mg の**葉酸補充**と**胎児の観察**を怠らない注意が必要です [23)]。

*

- **表3** には妊婦が罹患しやすい感染症とその治療に主に使用される抗菌薬を起因菌別に示しています。主に "PEK" が関与する感染症（尿路感染症など）には**βラクタム系抗菌薬**、嫌

表3　妊婦が罹患しやすい感染症と主に使用される抗菌薬

細菌	"PEK"	嫌気性菌	クラミジア *Chlamydia trachomatis*	マイコプラズマ *M. genitalium、M. hominis*	淋菌 *Neisseria gonorrhoeae*
主な感染症	尿路感染症、 PID、BV	PID、BV	子宮頸管炎、 PID	子宮頸管炎、 PID	淋病、 PID
抗菌薬	**内服薬** CEX、 CVA/AMPC **注射薬** CTX、CTRX	MNZ、CLDM	AZM	*M. genitalium* AZM *M. hominis* CLDM	CTRX ＋ AZM

・PID：Pelvic Inflammatory Disease（骨盤内炎症性疾患）、BV：Bacterial Vaginosis（細菌性膣症）
・尿路感染症では "PEK" の感受性に応じて抗菌薬を選択します。腎盂腎炎の場合は注射薬が推奨されます。PID では複数の細菌が関与するため、CTRX、AZM、MNZ の 3 剤併用が推奨されます。

気性菌が関与する場合（骨盤内炎症性疾患など）には**メトロニダゾール**もしくは**クリンダマイシン**、クラミジアなどの細胞内寄生菌が関与する場合（子宮頸管炎など）には**アジスロマイシン**が使用されています[24]。

■妊婦の感染症では複数の細菌が関与する場合もあります。その場合にはそれぞれの細菌をカバーできるようにいくつかの抗菌薬を組み合わせて使用します。催奇形性リスクのない抗菌薬の投与であっても、感染症治療後の胎児の観察は必要です。母体だけでなく胎児を守るためにも安全で効果的な抗菌薬を選択してください。

文献

1）Australian Government Department of Health. Prescribing medicines in pregnancy database.
　　https://www.tga.gov.au/prescribing-medicines-pregnancy-database
2）Läkemedelsindustriföreningen. FASS for vårdpersonal.
　　https://www.fass.se/LIF/startpage
3）Crider KS, et al: *Arch Pediatr Adolesc Med*. 2009 Nov; 163(11): 978-85. **PMID: 19884587**
4）Muanda FT, et al: *Br J Clin Pharmacol*. 2017 Nov; 83(11): 2557-71. **PMID: 28722171**
5）Daniel S, et al: *Br J Clin Pharmacol*. 2019 Dec; 85(12): 2856-63. **PMID: 31486528**
6）Padberg S: *Drugs During Pregnancy and Lactation*. 2015: 115-76. **PMCID: PMC7150338**
7）Bookstaver PB, et al: *Pharmacotherapy*. 2015 Nov; 35(11): 1052-62. **PMID: 26598097**
8）Bar-Oz B, et al: *Eur J Obstet Gynecol Reprod Biol*. 2009 Apr; 143(2): 75-8. **PMID: 19181435**
9）Padberg S, et al: *Antimicrob Agents Chemother*. 2014 Aug; 58(8): 4392-8. **PMID: 24841264**
10）Muanda FT, et al: *CMAJ*. 2017 May 1; 189(17): E625-33. **PMID: 28461374**
11）Fan H, et al: *PLoS One*. 2019 Feb 19; 14(2): e0212212. **PMID: 30779772**
12）Mallah N, et al: *Drug Saf*. 2020 Mar; 43(3): 211-21. **PMID: 31721138**
13）Fan H, et al: *BMJ*. 2020 Feb 19; 368: m331. **PMID: 32075790**
14）Källén B, Danielsson BR: *Eur J Clin Pharmacol*. 2014 Mar; 70(3): 355-60. **PMID: 24352632**
15）Czeizel AE, et al: *Scand J Infect Dis*. 2000; 32(3): 309-13. **PMID: 10879604**
16）Kirkwood A, et al: *J Obstet Gynaecol Can*. 2007 Feb; 29(2): 140-5. **PMID: 17346484**
17）Nahum GG, et al: *Obstet Gynecol*. 2006 May; 107(5): 1120-38. **PMID: 16648419**

18）Heaton PC, et al: *J Clin Pharm Ther*. 2007 Oct; 32(5): 483-7. **PMID: 17875115**

19）Cross R, et al: *Expert Opin Drug Saf*. 2016; 15(3): 367-82. **PMID: 26680308**

20）Muanda FT, et al: *Br J Clin Pharmacol*. 2020 Mar; 86(3): 531-2. **PMID: 31729064**

21）Suthar AB, et al: *Lancet HIV*. 2015 Apr; 2(4): e137-50. **PMID: 26424674**

22）Hansen C, et al: *Pharmacoepidemiol Drug Saf*. 2016 Feb; 25(2): 170-8. **PMID: 26599424**

23）Ford N, et al: *J Acquir Immune Defic Syndr*. 2014 Aug 15; 66(5): 512-21. **PMID: 24853309**

24）Rac H, et al: *Ann Pharmacother*. 2019 Jun; 53(6): 639-51. **PMID: 30556401**

5

βラクタマーゼ

Keyword Ambler 分類 ESBL AmpC βラクタマーゼ カルバペネマーゼ

✔細菌の抗菌薬耐性は主に抗菌薬を分解することで生じる。
✔臨床で最も重要な抗菌薬分解酵素はβラクタマーゼである。
✔βラクタマーゼに関する知識は耐性菌治療の助けとなる。

- 細菌が抗菌薬に耐性をもつ仕組みには、**酵素による不活化、標的部位の変化、抗菌薬透過性の低下、汲み出しポンプの発現**などがあります。本章では、臨床で第一選択薬として使用されるβラクタム系抗菌薬を不活化する酵素である**βラクタマーゼ**についてまとめます。

- βラクタマーゼは、βラクタム系抗菌薬の要となる構造を加水分解し、抗菌薬を**無効化**する酵素群です。ペニシリン系抗菌薬を主に分解する**ペニシリナーゼ**、ペニシリン系とセフェム系抗菌薬を分解する**セファロスポリナーゼ**、ペニシリン系とセフェム系に加えてカルバペネム系抗菌薬を分解する**カルバペネマーゼ**の3つが主要なβラクタマーゼです。

- 臨床で抗菌薬の耐性が問題となるグラム陰性桿菌には、様々なβラクタマーゼを産生する細菌や、他の機構によって生まれつき**表1**のように特定の抗菌薬に耐性（**自然耐性**）をもつ細菌が存在します[1]。特にプラスミド上に存在するβラクタマーゼ遺伝子は異菌種間でも伝播し、多剤耐性菌を生む原因にもなっています。

- βラクタマーゼはその分子構造の違いによって、**表2**のように Class A-D の4つに分類されています（**Ambler 分類**）。Class A にはペニシリナーゼと ESBL（ペニシリナーゼが変異したもの、後述）、Class B には活性中心が亜鉛イオンであるメタロβラクタマーゼ（カルバペネマーゼ）、Class C にはセファロスポリナーゼ（AmpC βラクタマーゼ）、Class D にはペニシリナーゼに安定なオキサシリン（ペニシリン系抗菌薬）を主に分解するオキサシリナーゼが属しています。Class B 以外のβラクタマーゼの活性中心は生体の一般的な酵素と同じセリンです。

- βラクタマーゼは **1500 種類以上**も知られ、その分子構造だけでなく遺伝子や機能の違いによって Ambler 分類よりさらに細かい分類方法（**Bush-Jacoby 分類**）もあります。その種類の多さと多様な変異のため、実際には Ambler 分類の Class ごとに単一のβラクタマーゼが属しているわけではありません（Class A に属しているセファロスポリナーゼやカルバペネマーゼもある）。しかし Ambler 分類はおおまかなβラクタマーゼの分類に適しているため、本章でもこの分類方法を用いています。

- 多くのβラクタム系抗菌薬を分解する **ESBL、カルバペネマーゼ、抑制解除型 AmpC βラクタマーゼ**は、実際の臨床において特に注意が必要です。これらのβラクタマーゼは、その

表1　主なグラム陰性桿菌の自然耐性

グラム陰性菌↓		ペニシリン系				セフェム系					カルバペネム系	ニューキノロン系	アミノグリコシド系	テトラサイクリン系	ポリミキシン系
		ABPC	PIPC	SBT/ABPC	TAZ/PIPC	第1世代 CEZ	第2世代 CTM	第3世代 CTX	第3世代 CAZ	第4世代 CFPM	IPM MEPM	CPFX	TOB	MINO	CL
"PEK"	*P. mirabilis*													R	R
	P. vulgaris	R				R	R							R	R
	E. coli														
	K. pneumoniae	R													
	K. oxytoca	R													
"HaM"	*H. influenzae*														データなし
	M. catarrhalis	R													データなし
"SCE"	*S. marcescens*	R		R		R	R								R
	C. freundii	R		R		R	R								
	C. koseri	R													
	E. cloacae	R		R		R	R								
	E. aerogenes	R		R		R	R								
"PA"	*P. aeruginosa*	R		R		R	R	R						R	
	A. baumannii	R		SBT感受性 ABPC耐性		R	R	R							
"S&B"	*S. maltophilia*	R	R	R	R	R	R	R	R			R		R	
	B. cepacia	R	R	R	R	R	R	R	R			R	R	R	R

・"R" は耐性を示している。

・実臨床では獲得耐性が拡大し、表で示した自然耐性以上に抗菌薬への耐性をもつ細菌が存在する。

・*Proteus vulgaris*：*P. mirabilis* と同様の性質をもつが、Class A に属するセファロスポリナーゼを産生し、第2世代のセフェム系抗菌薬まで耐性を示す。

・*Klebsiella oxytoca*：Class A に属する K1 と呼ばれるセファロスポリナーゼの遺伝子を染色体上にもつ。K1 を過剰産生する変異株は、ESBL 産生菌と同様の抗菌薬に耐性を示す。

・*Citrobacter koseri*：新生児への垂直感染を起こす細菌として知られている。*C. freundii* と異なり Class A に属するペニシリナーゼのみを産生する。

・*Enterobacter aerogenes*：*E. cloacae* と同様の性質をもち院内感染で検出される細菌で、カルバペネマーゼを産生する株が問題となっている。*Klebsiella aerogenes* へ名称変更されているが、本書ではわかりやすさを優先し *E. aerogenes* と表記している。

（文献1より作成）

設計図がプラスミドによって別の細菌にも伝播する可能性があります。医療従事者の手指衛生と標準予防策などの感染制御の徹底は、感染拡大を防ぐためにとても重要です。

■ βラクタマーゼが産生されると、**表2**と**表3**のように効果のある抗菌薬も限られてしまいます[2)3)]。また**図1**のように、βラクタマーゼにはもともと細菌がその設計図をもっていたもの（染色体性のうち自然耐性）、設計図が突然変異してさらに強力になったもの（染色体性のうち獲得耐性）、プラスミドによって設計図を獲得したもの（プラスミド性）があります[4)]。特に **KPC 型**、**NDM 型**のようなプラスミド性カルバペネマーゼが全世界的に拡散し問題となっています。

表2　βラクタマーゼの分類（Ambler分類）

Class	βラクタマーゼの主な名称	所在	主な産生菌	分解されるβラクタム系抗菌薬※			
				Pn	Cf	Cb	Mb
A	ペニシリナーゼ	染色体	S. aureus K. pneumoniae P. vulgaris	＋	±	－	－
	ESBL	プラスミド	E. coli K. pneumoniae	＋	＋	－	＋
B	メタロβラクタマーゼ（カルバペネマーゼ）	染色体	S. maltophilia	＋	＋	＋	－
		プラスミド	Enterobacter sp. E. coli K. pneumoniae	＋	＋	＋	－
C	セファロスポリナーゼ（AmpC）	染色体	"SPACE"	＋	±	－	－
		プラスミド	E. coli K. pneumoniae	＋	＋	－	±
D	オキサシリナーゼ（OXA）	染色体	A. baumannii	＋	±	±	－
		プラスミド	E. coli K. pneumoniae A. baumannii	＋	＋	＋	±

※ Pn：ペニシリン系、Cf：セフェム系、Cb：カルバペネム系、Mb：モノバクタム系
　＋：分解される、±：βラクタマーゼの種類によって異なる、－：分解されない

表3　βラクタマーゼとβラクタム系抗菌薬の関係

Amber分類	βラクタマーゼの主な名称	ペニシリン系			セフェム系				セファマイシン系	カルバペネム系	モノバクタム系
		PCG ABPC PIPC	SBT/ ABPC	TAZ/ PIPC	第1世代 CEZ	第2世代 CTM	第3世代 CTX	第4世代 CFPM	CMZ	IPM/CS MEPM	AZT
A	ペニシリナーゼ										
		↑グラム陰性菌のペニシリナーゼは第1世代セフェム系も分解する場合がある									
	ESBL										
		↑TAZ/PIPCとCMZは感染の重症度と患者の免疫状態によって使用の可否が異なる									
B	メタロβラクタマーゼ（カルバペネマーゼ）										
C	セファロスポリナーゼ（AmpC）										
		↑PCG、ABPCに耐性、PIPCはAmpC多量産生で耐性を示す　　↑AmpC多量産生では第3世代セフェム系、CMZ、AZTに耐性を示す									
D	オキサシリナーゼ（OXA）										
		すべてのβラクタム系抗菌薬を分解するOXAとそうでないものがある↑									

・　　　：効果のある抗菌薬、　　　：効果がない場合がある

（文献2、3より作成）

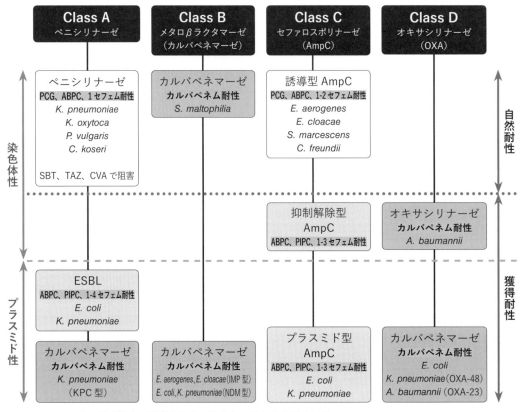

セフェム系に付く数字は世代を表す。細菌名は主な産生菌を示す。

図1 Ambler 分類で重要なβラクタマーゼと関係する主なグラム陰性桿菌

（文献 4 より引用改変）

表4 ESBL 産生腸内細菌科細菌への抗菌薬の選択

患者重症度	感染症のリスク　菌血症の有無は問わない		
	Low 尿路感染	**Intermediate** 感染源の制御「可」 カテーテル感染 / 腹腔内感染	**High** 感染源の制御［不可］ 肺炎 / 感染性心内膜炎 / 深部感染
重症※	MEPM 1g x 3		
非重症	TAZ/PIPC 4.5g x 3（4 時間点滴） もしくは x 4		MEPM 1g x 3
	CMZ or FMOX 1g x 3-4 AMK 15-20mg/kg x 1 TOB or GM 5-7mg/kg x 1		

※重症：敗血症性ショック、易感染者、APACHEII スコア＞ 10（APACHE［Acute Physiology and Chronic Health Evaluation］は疾患重症度評価法）

（文献 8 より引用改変）

ESBL

- ESBL は、Class A のペニシリナーゼが**変異**してセフェム系抗菌薬まで**分解**できるように
なった酵素です。腸内細菌科細菌のうち主に *E. coli* と *K. pneumoniae* が産生し、カルバ
ペネム系を除くすべての β ラクタム系抗菌薬に耐性を示します[5]。

- しかし、セファマイシン系抗菌薬の**セフメタゾール**は ESBL で分解されず、セフメタゾー
ルに感受性がある場合にはカルバペネム系抗菌薬の代替となりうると国内から報告されて
います。また、タゾバクタム / ピペラシリンも代替となりうることが報告されていますが、
タゾバクタム / ピペラシリンはカルバペネムに劣性との報告もあり、**臨床状況に応じて抗
菌薬を選択すべきと考えます**[6][7]。

- 具体的には**表4**に示したように、**感染症のリスク**(感染源の制御が行えるか、尿路感染症
か)と**患者重症度**(重症か、非重症か)から抗菌薬を選択することが提案されています[8]。

AmpC β ラクタマーゼ

- AmpC β ラクタマーゼは、**Class C** の代表的なセファロスポリナーゼのことです。主に腸
内細菌科細菌("SCE")とブドウ糖非発酵菌("PA")が産生する酵素です。この酵素は細
菌の遺伝子によって産生量が調節され、産生量が増えると分解される(耐性となる)β ラ
クタム系抗菌薬の種類も**増える**特徴があります。

- **表3**に示したように、この酵素の産生量が通常であれば、ピペラシリン以外のペニシリン
系と第2世代以前のセフェム系抗菌薬を分解し、それら抗菌薬に**耐性**を示します。そのた
め "SCE" による感染症は**通常**は第3世代セフェム系を使用して治療します。"PA" は、こ
の酵素の産生に加えて他の耐性機構のためにセフタジジムを除く第3世代セフェム系には
耐性となっています。

- この酵素はいくつかの理由で産生量が**増加する**ことがあります。産生量が増加すると、ペ
ニシリン系ではピペラシリンが**耐性**となり、セフェム系ではセフタジジムを含む第3世代
とセファマイシン系が**耐性**となります(耐性となる β ラクタム系の世代が1段階上がると
イメージしてください)。この場合には感受性を確認し、タゾバクタム / ピペラシリンや
セフェピム、カルバペネム系抗菌薬を使用します[9]。

- AmpC β ラクタマーゼを産生する細菌が β ラクタム系抗菌薬に曝露されると、遺伝子によ
る**調節が変化**し酵素が多量に産生される場合があります。このような AmpC β ラクタマー
ゼを**誘導型 AmpC β ラクタマーゼ**と呼びます。特に "SCE" による感染症を第3世代セフェ
ム系抗菌薬で治療中に、一旦軽快した後に**再び悪化**するような場合にこの酵素の関与が考
えられます[10]。「誘導型」の文字どおり、細菌の周囲から抗菌薬がなくなると再び酵素の
産生は抑制され、感受性は元に戻ります。

- また酵素の産生を抑制している遺伝子そのものが**変異する**と、抗菌薬の**有無にかかわらず**
AmpC β ラクタマーゼを多量に産生する場合もあります。このような AmpC β ラクタマー
ゼは**抑制解除型 AmpC β ラクタマーゼ**と呼ばれます。この抑制解除型が出現する頻度は特

に *E. cloacae*、*E. aerogenes* で高いと言われています [11]。

■ 非常にまれですが、そのような変異遺伝子が**プラスミド**によって他の細菌に伝播し、AmpC β ラクタマーゼが過剰に産生される場合もあります。プラスミドに起因する AmpC β ラクタマーゼは**プラスミド型 AmpC β ラクタマーゼ**と呼ばれます。この遺伝子は ESBL のプラスミドに相乗りすることが知られ、*E. coli* と *K. pneumoniae* での拡散が確認されています [12][13]。

■ AmpC β ラクタマーゼは上記のように他の β ラクタマーゼとは異なった特徴があります。特に "SCE" を起因菌とする感染症治療の経過が良くない場合や、感受性結果で第 3 世代セフェム系に耐性を示す場合には、この酵素が**多量に産生**されていると考えます。

■ 病院内の**アンチバイオグラム**（抗菌薬感受性一覧表）で、"SCE" において第 3 世代セフェム系の感受性率が低下している場合、**抑制解除型 AmpC β ラクタマーゼ**産生株が病院内で蔓延している可能性があります。そのため、それらの細菌による**重症感染症**では、タゾバクタム / ピペラシリンもしくはセフェピムを**第一選択薬**として使用します [14]。

■ AmpC β ラクタマーゼを産生する細菌は上記以外にも数種が知られており、その頭文字と抑制解除型の**出現頻度**の順から「**ESCAPPM（エスカップム）**」という語呂合わせがあります（E＝*Enterobacter* sp.、S＝*Serratia* sp.、C＝*Citrobacter* sp.、A＝*Aeromonas* sp.、P＝*Proteus vulgaris*、P＝*Providencia* sp.、M＝*Morganella morganii*）。これら "SCE" 以外の細菌による感染症で第 3 世代セフェム系の抗菌薬治療に難渋する場合にも、抗菌薬の感受性に注意する必要があります。

カルバペネマーゼ

■ 文字どおり**カルバペネム系抗菌薬を分解**する β ラクタマーゼです。カルバペネマーゼには、Class B のメタロ β ラクタマーゼのみでなく、Class A のペニシリナーゼと Class D のオキサシリナーゼが**変異**したものもあります。

■ **カルバペネマーゼ**はペニシリン系抗菌薬とセフェム系抗菌薬も分解することができ、スルバクタムやクラブラン酸のような β ラクタマーゼ阻害薬にでも阻害されません。カルバペネム系抗菌薬に耐性を示す腸内細菌科細菌（カルバペネム耐性腸内細菌科細菌：Carbapenem-resistant *Enterobacteriaceae*；**CRE**）が臨床では問題となっています。

■ 米国疾病予防管理センター（CDC）は CRE を「悪夢の耐性菌」"Nightmare Bacteria" と呼び、世界中が警戒しています [15]。日本国内でも CRE による感染症は感染症法に基づく**届出の対象**となっています。

■ CRE はカルバペネマーゼ産生型（Carbapenem-producing *Enterobacteriaceae*：CPE）と非産生型に大別されます。国内では CRE の約 25％が CPE であったと報告されています [16]。

■ CPE による感染症は非産生型 CRE と比べて**予後が悪い**ことがわかっています [17][18]。CRE はカルバペネム系抗菌薬のみの耐性でなく他の抗菌薬にも耐性を示している場合が多く、CRE による感染症は通常、**コリスチン**もしくは**チゲサイクリン**といった抗菌薬を使用して治療します [19]。

- カルバペネマーゼは、Class A の **KPC**（*K. pneumoniae* Carbapenemase）型、Class B の **NDM**（ニューデリーメタロ β ラクタマーゼ）型、**IMP**（Imipenemase）型、Class D の **OXA-48** が欧米を中心に広がっています。それぞれの遺伝子はプラスミド上にあるため、他の細菌に伝播することが知られています。
- KPC 型は米国で広がり、NDM 型はインドで最初に報告された後、英国をはじめとする欧州で広がっています。また、OXA-48 は主に欧米で、IMP 型は**日本国内**で広がっています[20]。
- 元来、薬剤耐性菌は病院内での広がりでしたが、KPC 型と NDM 型は市中で発見されたことから、高度薬剤耐性遺伝子は市中でも拡散する危険性が認識されました[21]。また、IMP 型以外のカルバペネマーゼは海外から日本国内に持ち込まれることが多いため、**海外での入院歴のある患者**に対しては注意が必要となります。

文献

1) EUCAST Expert Rules Version 3. 2.
2) 石井良和 : 日本臨床微生物学雑誌 2014; 24(3): 172-9.
3) Rodrígnez-Baño J, et al: *Clin Microbiol Rev*. 2018 Feb 14; 31(2). pii: e00079-17. doi: 10. 1128 CMR. 00079-17. Print 2018 Apr. **PMID: 29444952**
4) Ruppé É, et al: *Ann Intensive Care*. 2015 Dec; 5(1): 61. **PMID: 26261001**
5) Kawamura K, et al: *Food Safety*. 2017; 5(4): 122-50. doi: 10.14252/foodsafetyfscj.2017011
6) Shiber S, et al: *J Antimicrob Chemother*. 2015 Jan; 70(1): 41-7. **PMID: 25261419**
7) Harris PNA, et al: *JAMA*. 2018 Sep 11; 320(10): 984-94. **PMID: 30208454**
8) Gutiérrez-Gutiérrez B, et al: *Clin Microbiol Infect*. 2019 Aug; 25(8): 932-42. **PMID: 30986558**
9) Tamma PD, et al: *Clin Infect Dis*. 2019 Sep 27; 69(8): 1446-55. **PMID: 30838380**
10) Choi SH, et al: *Antimicrob Agents Chemother*. 2008 Mar; 52(3): 995-1000. **PMID: 18086837**
11) Kohlmann R, et al: *J Antimicrob Chemother*. 2018 Jun 1; 73(6): 1530-6. **PMID: 29566147**
12) Philippon A, et al: *Antimicrob Agents Chemother*. 2002 Jan; 46(1): 1-11. **PMID: 11751104**
13) Roh KH, et al: *Yonsei Med J*. 2008 Feb 29; 49(1): 53-7. **PMID: 18306469**
14) Cheng MP, et al: *Open Forum Infect Dis*. 2019 Jul 1; 6(7): ofz248. **PMID: 31363762**
15) CDC: CDC media briefing on healthcare-associated infections.
    https://www.cdc.gov/media/releases/2014/t0326-hospital-patients.html
16) 国立感染症研究所 : 病原微生物検出情報（IASR）. 2019; 40(2): 19-20.
17) Tamma PD, et al: *Clin Infect Dis*. 2017 Feb 1;64(3): 257-264. **PMID:28013264**
18) Gutiérrez-Gutiérrez, B et al: *Lancet Infect Dis*. 2017 Jul; 17(7): 726-734. **PMID:28442293**
19) Bonomo RA, et al: *Clin Infect Dis*. 2018 Apr 3; 66(8): 1290-7. **PMID: 29165604**
20) Kelly AM, et al: *Int J Antimicrob Agents*. 2017 Aug; 50(2): 127-34. **PMID: 28647532**
21) Albiger B, et al: *Euro Surveill*. 2015; 20(45). **PMID: 26675038**

6

血液培養

✔血液培養は実施したほうがいいかも？　と思った時がそのタイミングである。

✔培養結果の信頼性を向上させるための注意点を理解する。

✔血液を採取したら終わりではない。その後の考察も必要である。

■ 重症の感染症が疑われる患者に遭遇したとき、血液培養を行っていますか？　血液培養は菌血症を診断するための**ゴールドスタンダード**であり、重症感染症の治療では要となる検査です。

■ 血液培養は患者から血液を採取する**侵襲的な検査**なので、誤った手技などで無駄にしてはいけません。そのためにも、血液培養に関わるすべての医療者は、その手技と知識を身に付けておく必要があります。

■ **菌血症**は非常に致死率の高い感染症です。菌血症と診断されると、その患者の死亡率は15-25%になることが報告されています[1-3]。また、菌血症はその起因菌によって死亡率が変化することが知られており、緑膿菌とカンジダ（真菌）では特に高い傾向にあります[4]。

■ 本章では、どのような患者で、どのようなときに、どのように血液培養を実施するのかについて解説します。

どのような患者で血液培養を実施するのか

■ 菌血症を正確に予測する方法は、現時点では明らかになっていません[5]。しかし、悪寒や悪寒戦慄を起こした患者は菌血症の割合が高いことが国内から報告されています[6)7)]。**悪寒**とは「厚手の毛布を被りたくなる寒気」で、**悪寒戦慄**は「厚手の毛布を被っても全身の震えが止まらないような寒気」と定義されています。

■ 患者の状態が、敗血症を予測する方法として利用されている **quick SOFA**（qSOFA：呼吸回数 $\geq$ 22 回 / 分、意識レベルの低下、収縮期血圧 $\leq$ 100 mmHg）の 2 項目以上に該当する場合にも、菌血症の割合が高くなることが分かっています[8)9)]。

■ これらのことから、悪寒戦慄を起こした患者、qSOFA の 2 項目以上に該当し敗血症が疑われる患者では血液培養を実施するべきです。さらに、不明熱や低体温が続くような患者でも血液培養を実施するべきです。

■ **重篤な感染症**（感染性心内膜炎、カテーテル関連血流感染症、髄膜炎、骨髄炎、腹腔内感

染症、重症肺炎、壊死性軟部組織感染症）が疑われる患者でも血液培養を実施することが推奨されています[10]。

どのようなタイミングで血液培養を実施するのか

- 「38.5 ℃以上の発熱時に血液培養を実施」という指示は正しいでしょうか？　血液内に細菌が侵入すると、免疫系が活性化され体温が上昇します。体温が38.5 ℃以上となる頃には、免疫系の活発な働きによって、血液内に侵入した細菌は**ほとんど排除**されています。そのため、菌血症の状況は体温上昇から**1-2時間先行**すると考えられ、体温がピークのときには細菌量が少なく血液培養が**陰性**となりやすいと報告されています[11]。
- 高齢者では菌血症であっても発熱しにくく**低体温**になりやすいとの報告もあり、発熱のみが菌血症の有用な予測因子ではありません[12]。血圧の低下や頻呼吸、意識障害などのバイタルサインの異常、白血球数の増加や減少、代謝性アシドーシス、悪寒戦慄などがみられた場合には、血液培養の実施を考慮すべきとされています[13)14]。
- 前述のように、特に悪寒戦慄は菌血症を予測するうえで重要な症状です。悪寒戦慄から**2時間以内**に採血すると、血液培養の感度が増加するとも報告されています[15]。
- しかし、血液培養を「このタイミングで必ず実施すべき」という明らかな報告はありません。患者が前述のような状態であれば発熱がなくとも血液培養を実施すべきと考えます。**「血培を実施したほうがいいかも」**と思った時がそのタイミングです。
- そして、血液培養はできる限り**抗菌薬投与の前**に実施すべきです。抗菌薬が事前に投与されていると血液培養の感度が低下し、菌血症を見逃してしまうためです[16)17]。

血液培養に必要な採血をどのように行うのか

1 | どのように採血部位を消毒するのか

- 採血の際に皮膚の常在菌が混入しないようにするため、採血部位は**必ず消毒**します。常在菌が混入すると、その細菌が菌血症の起因菌であるのか汚染菌（**コンタミネーション**）であるのか分からなくなってしまうからです。
- 0.5-1%クロルヘキシジングルコン酸塩含有アルコール（クロルヘキシジンアルコール）、70%アルコール、10%ポビドンヨードのいずれの消毒薬を用いても、適切な手技で得られた血液培養のコンタミネーションの割合は変わりません[18)19]。
- 消毒薬にはそれぞれ特性があり、クロルヘキシジンアルコールは消毒効果に即効性かつ持続性がありますが、コストが高めです。また、2か月未満の新生児には使用できません。アルコールは即効性がありますが持続性がなく、ポビドンヨードは即効性がありませんが持続性があり、共にコストは高くありません。
- このような消毒薬の特性、自分の血液培養採血の習熟度、施設の消毒薬の採用状況に応じて、どの消毒薬を選択してもよいです。

- 採血するときは、まず消毒用アルコール綿で採血部位とその周囲を拭いてよく汚れを落とします。このとき、消毒用アルコール綿に汚れが付着しなくなるまで繰り返し行います。
- 次に、クロルヘキシジンアルコール、アルコール、ポビドンヨードのいずれかで採血部位とその周囲を消毒します。消毒薬が効果を発揮するには時間がかかるため、ポビドンヨードでは2分、それ以外では30秒待ってから採血します。
- 消毒薬の効果が発揮されるまでの時間を利用し、採血者は手指衛生を行った後に滅菌手袋をはめて採血の準備をします。また、採血者の飛沫が採血部位にかからないようマスクも装着します。

2 | どの部位から採血するのか

- 採血が動脈からでも静脈からでも、血液培養の感度に変化はありません。採血部位として、糞尿汚染のほとんどない両上肢が推奨されています。鼠径部からの採血は、**皮膚が汚染**されている可能性が高いため避けたほうがよいでしょう。鼠径部から採血せざるを得ない場合には、消毒用アルコール綿などでよく汚れを落としてから消毒を行います。
- 通常、点滴ルートからの採血は、コンタミネーションのリスクがあるため推奨されていません[20]。しかし、**48時間以内**に無菌的に挿入された中心静脈ラインからの採血では、コンタミネーションのリスクは低いと報告されているため、許容されます（挿入時にガイドワイヤーを通したルーメンからの採血は避ける）[21]。
- カテーテル関連血流感染症を疑う場合には、挿入されているカテーテルと末梢静脈から採血します。末梢静脈から採血できない場合、異なる2つ以上のカテーテルルーメンから合計2セット以上の血液培養を提出することがガイドラインで推奨されています[22]。

3 | どのくらいの血液量が必要なのか

- 血液培養では、好気ボトルと嫌気ボトルにそれぞれ10 mLずつ血液を注入する必要があります。これら2種の血液培養ボトルの組み合わせを**1セット**（**20 mL**）と呼び、2セット分の血液（20 mL×2）を異なる部位から採取します。なぜ、これほどの血液量が必要なのでしょうか？
- 菌血症に罹患している患者であっても、血液中の細菌の量は**非常に少ない**ことが知られています。そのため、理論上は30 mL程度の血液が培養陽性のためには必要と考えられています[23]。すなわち、血液培養が陽性となるためには**血液量**が重要な因子となっており、採血量を20 mL、40 mL、60 mLと増やすごとに、その感度は70-73%、82-90%、92-98%と徐々に上昇することが分かっています[24)25]。
- 少ない採血量では菌血症を**見逃してしまう**可能性があるため、どの感染症ガイドラインでも1セットのみの血液培養の提出は推奨されていません[10]。
- 繰り返しになりますが、血液培養は最低でも**異なる2か所**（たとえば左右の上肢）から**合計2セット**（20 mL×2）分の採血が必要です。この場合、**同時**に、もしくは**1時間以内**に

2 セット分を採血します。

■ ただし、感染性心内膜炎が疑われる患者の場合には、その診断のために**少なくとも 3 セット分の採血**が必要となります。採血の間隔は特に定まっていませんが、最初と最後の採血間隔を **1 時間以上開ける**必要があります [26]。このため筆者は間隔を 30 分以上開けた 3 セット分の採血を提案しています。

4 | 採取した血液はどうすればよいのか

■ 採取した血液は血液培養ボトルに注入しますが、ここでも注意が必要です。ボトルのプラスチックキャップを外したら、穿刺するゴム栓を消毒用アルコール綿で消毒し、乾かしておきます。注入する血液量（10 mL）の目印となるように、ボトルの側面にラインを引いておきます（シリンジの目盛りを確認しながら注入する場合には不要です）。また、どの**部位**から採血したのかもボトルに記載します。

■ シリンジを用いて採血した際には、採血に使用した**針は替えずに嫌気ボトル→好気ボトル**の順に注入します。翼状針などを用いて直接患者から血液培養ボトルに採血する際には、**好気ボトル→嫌気ボトル**の順に行います。これは、嫌気ボトルにシリンジや採血ルート内の余計な**空気が混入するのを防ぐ**ためです。血液培養ボトルに血液を注入したら、穏やかに転倒混和します。

■ 血液培養ボトルに注入する血液量は、**多すぎても少なすぎても**よくありません。少なくとも **8 mL** の血液を注入し、過剰（10 mL 超）に注入することは避けるべきです。血液培養ボトルはその有効期限の延長のため、また血液の注入時間を短縮するため、陰圧となっています。そのため、採血したシリンジをそのままボトルに刺して放置すると過剰な血液量を注入してしまいます [27]。

■ 血液が注入された血液培養ボトルは、速やか（2 時間以内）に細菌検査室へ搬送して培養機器へセットする必要があります。時間の経過とともに血液培養の偽陰性の割合が高まるため、遅くとも 4 時間以内に培養機器へセットすることが推奨されています [28]。

血液培養ボトルはどのくらいの期間、培養するのか

■ 血液培養の開始から **12-24 時間以内**に結果が陽性となった場合には、その細菌は真の起因菌である可能性が高く、特に 12 時間以内に陽性となった場合、その可能性は非常に高くなると報告されています [29]。

■ 24-48 時間以降に結果が陽性となった場合には、コンタミネーションの可能性が高くなります。しかし、嫌気性菌（**24-40 時間**）や真菌（**26-50 時間**）のように発育の遅い菌の場合では真の起因菌のことがあるため、培養結果の解釈には患者の状態も考慮する必要があります [29][30]。

■ 嫌気性菌や真菌以外にも発育の遅い細菌はいますが、現在の培養条件では多くの細菌が **5日以内**の培養で検出可能と報告され、7 日間を超える培養は不要とされています [31-33]。そ

のため、発育の遅い細菌による菌血症を疑っている場合であっても、最長の培養期間は7日間となります。

■ 発育の遅い細菌は、感染性心内膜炎の起因菌となるグラム陰性桿菌の **HACEK 群**（*Haemophilus* sp.、*Aggregatibacter* sp.、*Cardiobacterium* sp.、*Eikenella* sp.、*Kingella* sp. の頭文字）が代表的です。

■ つまり、培養する時間は最長でも7日間で、培養開始24時間以内に検出された菌は真の起因菌である可能性が高く、24時間以降に検出された菌はその種類と患者の状態によって起因菌かコンタミネーションかを判断します。

血液培養で細菌が検出されたらどう解釈するのか

■ 血液培養で細菌が検出された場合、その細菌が起因菌かコンタミネーションかを**判断する**必要があります。汚染菌を抗菌薬で治療することは無駄ですし、患者の利益になりません。

■ そのためには培養陽性までの時間、培養陽性となったボトルの種類と数の情報が必要で、まずは検査室などへ確認します。また、その細菌が推測される感染症の起因菌として合致するのかも重要です。通常、**複数セット**で同一の細菌が検出された場合に真の起因菌として考えます。

■ 培養陽性までの時間が前述のように長い場合、検出された細菌が**表1**に示したコアグラーゼ陰性ブドウ球菌（Coagulase-negative Staphylococci：**CNS**）などのような皮膚の常在菌であった場合には、コンタミネーションを考えます[34]。

■ CNS は血液培養で検出される割合の高い細菌で、多くの場合でコンタミネーションです。しかし、特に**カテーテル関連血流感染症**の場合には CNS が起因菌となる割合が高くなります[35]。複数セットの血液培養で同一細菌名の CNS が検出され、抗菌薬の感受性も同一の場合には起因菌として考えます。

■ *S. lugdunensis* が検出された場合には、1セットのみでも患者の状態によって起因菌とみなします。この CNS は前述（→ p.23「3｜"CoN" Coagulase-Negative Staphylococci」参

表1　コンタミネーションとみなされる細菌（血液培養で検出されやすい順）

細菌名	コンタミネーション率	備考
CNS	82%	*S. lugdunensis* は除く
Corynebacterium sp.	88%	*C. striatum*、*C. jeikeium* は除く
Bacillus sp.	100%	*B. cereus* 菌血症の報告あり
Cutibacterium sp.[※]	94%	*C. acnes* による症例報告あり
Micrococcus sp.	100%	

※以前の *Propionibacterium* sp.

（文献34より引用改変）

照）したように *S. aureus* と同等に強い毒性をもつためです。

■ 他の皮膚常在菌であっても患者の状態によっては起因菌となる可能性があるため、2 セット以上で陽性の場合には、血液培養の再検もしくは抗菌薬治療を検討すべきです。たとえば *C. striatum* と *C. jeikeium* は、免疫不全の患者や中心静脈カテーテルを挿入された患者、広域抗菌薬を投与中の患者では起因菌となりやすいことが報告されています [36)37)]。

■ また、*B. cereus* は、汚染された清拭タオルなどの**病院リネン類**や**末梢静脈栄養輸液**の利用による菌血症が国内から報告されています [38)39)]。*C. acnes* も代表的な皮膚常在菌ですが、**主に埋め込み型心臓電気デバイス**に関連した感染症が報告されているため、該当する患者では注意が必要です [40)41)]。

■ 血液培養で検出される細菌は感染症によって異なるため、患者が罹患していると推測される感染症を引き起こす細菌であれば真の起因菌の可能性が高まります。**図1** に示したように、**カテーテル関連血流感染症**では黄色ブドウ球菌（*S. aureus*）と CNS、カンジダ属など、

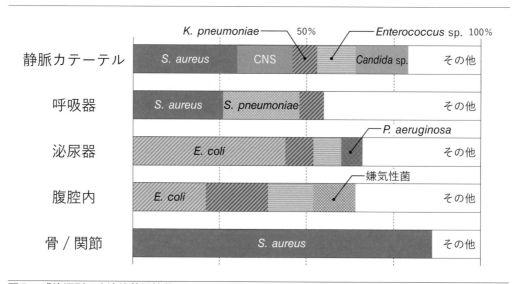

図1 感染源別の血液培養陽性菌

（文献 34 より作成）

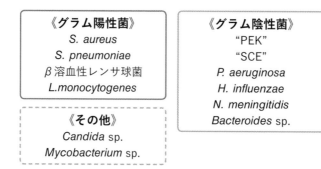

図2 真の起因菌とみなされる菌

（文献 34、40 より引用）

呼吸器感染症では *S. aureus* と肺炎球菌（*S. pneumoniae*）、肺炎桿菌（*K. pneumoniae*）など、尿路感染症では大腸菌（*E. coli*）や *K. pneumoniae* のような腸内細菌科細菌と腸球菌属（*Enterococcus* sp.）、緑膿菌（*P. aeruginosa*）、腹腔内感染症では *E. coli*、*K. pneumoniae* や *Enterococcus* sp. と嫌気性菌（*B. fragilis* など）、骨や関節の感染症では *S. aureus* が血液培養から検出されやすいと報告されています[34]。

■ 血液培養から検出される細菌のうち、特に皮膚の常在菌ではない 図 2 に示した数種の細菌ではコンタミネーションの割合が低く、2 セット（4 本）中 1 本が陽性であっても起因菌とみなします[34)42)43]。

■ また、*P. aeruginosa* のようなブドウ糖非発酵菌とカンジダ属は基本的に**好気ボトル**にのみ発育するため、嫌気ボトルが陰性であるからといってコンタミネーションとして扱わないように注意が必要です。また一方で、*B. fragilis* のような偏性嫌気性菌は**嫌気ボトル**にのみ発育します。

■ β溶血性レンサ球菌以外のレンサ球菌（*S. pneumoniae* を除く）、ステノトロフォモナス（*S. maltophilia*）やアシネトバクター（*A. baumannii*）などの *P. aeruginosa* 以外のブドウ糖非発酵菌が 2 セット中 1 本のみ検出された場合には、コンタミネーションか起因菌なのかの判断のために、患者の状態に応じて血液培養の再検を検討します[34)43]。

■ 以上のように、血液培養で検出されたすべての細菌が必ずしも起因菌ではありません。真の起因菌と判断するには培養結果だけでなく、患者の状態や培養過程の情報などから**総合的に判断**する必要があります。

複数箇所からの採血ができない場合はどうするのか

■ 血液培養は前述のように複数箇所からの採血が推奨されていますが、高齢者や脱水症状の強い患者などでは複数箇所から採血することが困難な場合があります。そのような患者の場合には、**単一箇所**から 2 セット分の血液量（40 mL）を採取し、4 本の血液培養ボトルへ注入する方法も提案されています[44)45]。

■ この採血方法による血液培養では、*E. coli* などの腸内細菌科細菌、*S. aureus*、*P. aeruginosa*、カンジダ属が血液培養ボトルのうち 1 本でも陽性となれば起因菌と判断できます。しかし、それら以外の CNS などではコンタミネーションとの判断が難しくなります[46]。

■ 感染性心内膜炎が疑われる患者の場合は、複数箇所からの血液培養や時間を置いての 3 セットの血液培養が診断に必要なため、この方法は適していません。

十分量の採血ができない場合はどうするのか

■ 血液培養ではその採血量が重要と言われていますが、採血手技の誤りなどで十分量（1 か所から 20 mL）が得られない場合があります。好気 / 嫌気ボトルにはそれぞれ最低でも 8 mL の血液が必要なため、1 か所から **16 mL** の採血が必要最低限となります。

■ 16 mL 未満であった場合には、**好気ボトル**のほうに優先的に十分量の血液を注入します。

そのためシリンジによる採血であっても、先に好気ボトルへ注入し、残りを嫌気ボトルへ注入します（嫌気ボトル注入時にはシリンジ内の空気が混入しないように注意する）[47]。

■ なぜなら、嫌気ボトルにのみ発育する偏性嫌気性菌が起因菌となる割合が低い一方で、好気ボトルまたは両ボトルに発育する通性嫌気性菌（*S. aureus* やレンサ球菌属、腸内細菌科細菌など）が起因菌となる割合が高いためです[48]。また、前述のようにブドウ糖非発酵菌とカンジダ属は好気ボトルにのみ発育します。

■ ただし、腹腔内感染症やガス壊疽症のように偏性嫌気性菌の関与が疑われる感染症の場合や、重症の免疫不全にある患者、原因不明の菌血症にある患者では、この方法は適していません。嫌気性菌による菌血症は**死亡率が高い**ため、重症の感染症が疑われる患者の場合には嫌気ボトルが必要不可欠です[49]。

フォローアップの血液培養はどのようなときに行うのか

■ フォローアップの血液培養は、抗菌薬開始から **48-72 時間ごと**に実施します。これは菌血症の解除の確認と抗菌薬投与期間の決定のために行います。ただし、菌血症となったすべての患者でフォローアップの血液培養が必要なわけではありません。どのような患者にフォローアップの血液培養を実施するかについてフローチャートにまとめました（**図 3**）。

■ 血液培養から検出された微生物が、*S. aureus*、*S. lugdunensis*、カンジダ属、多剤耐性緑膿菌（MDRP）、多剤耐性アシネトバクター（MDRA）、カルバペネム耐性腸内細菌科細菌（CRE）の場合には、フォローアップの血液培養を実施し培養結果の陰性を確認する必要があります[50]。

■ また**心血管系感染症**（感染性心内膜炎、感染性動脈瘤、人工血管感染症、ペースメーカー

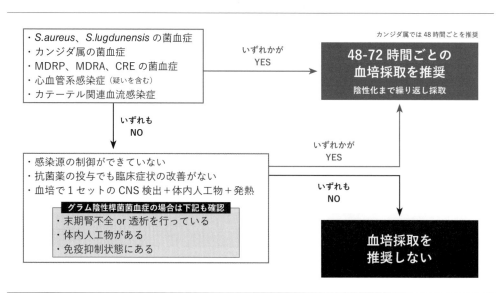

図3　どのような患者にフォローアップの血液培養を実施するか
・MDRP：多剤耐性緑膿菌、MDRA：多剤耐性アシネトバクター、CRE：カルバペネム耐性腸内細菌科細菌

感染症など）とカテーテル関連血流感染症の場合には、**起因菌によらず**フォローアップの血液培養を実施して陰性確認をする必要があります[50]。これらの感染症では、適切な抗菌薬治療によっても菌血症が持続するリスクがあるためです[51][52]。

■ 上述の微生物や感染症に起因しない菌血症であっても、感染源の制御が行えない場合、抗菌薬治療によっても患者の状態が改善しない場合には、フォローアップの血液培養を行います。また、血液培養で CNS が 1 セットのみ陽性であっても、体内に人工物（人工血管、人工関節など）のある患者が発熱し感染が疑われる場合にも同様に行います。

■ グラム陰性桿菌による菌血症では、菌血症が持続するリスクは低いと考えられているためフォローアップの血液培養は不要です。ただし、起因菌が上述の薬剤耐性菌の場合、抗菌薬治療の効果を確認するために陰性確認が必要です。また、患者が末期腎不全または透析を受けている場合、体内に人工物のある場合、臓器移植後などで免疫抑制状態にある場合も同様に必要です[53-55]。

■ フォローアップの血液培養による陰性確認が必要な感染症では、血液培養の陰性を確認した日を 1 日目として抗菌薬を投与します。抗菌薬投与期間は起因菌や感染症によって 2-8 週間と異なります（→ p.12「**表 2　免疫が正常な患者に推奨される抗菌薬と投与期間**」参照）。**血液培養の陰性を確認できるまでは抗菌薬治療の期日を設定できません。**そのため培養結果が陰性となるまで 48-72 時間ごとにフォローアップの血液培養を繰り返します。

■ フォローアップの血液培養と同時に、感染源の検索を行います。そして適切な感染源の制御（膿瘍のドレナージ、壊死組織のデブリードマン、中心静脈カテーテルなどの感染デバイスの抜去など物理的に感染源を除去すること）を速やかに行います。

*

■ *S. aureus* は、その細菌学的特徴から生体組織（血管壁、心臓の弁、骨など）と人工物に付着しやすいことがよく知られています。菌血症の持続はこの可能性を高め、さらに他の組織などへ転移するリスクを高めます。そのため、*S. aureus* が血液培養から検出された際には、フォローアップの血液培養と感染源の制御に加えて**遠隔転移巣の検索**（特に心臓の弁と脊椎）を行います[56-59]。

■ *S. aureus* による菌血症では、患者の状態によって抗菌薬の投与期間が異なります。①感染性心内膜炎、②人工物が体内にある、③ 2 日を超える持続菌血症、④ 3 日を超える発熱、⑤骨などの遠隔病変の 5 項目、**いずれかに**当てはまる場合は、複雑性黄色ブドウ球菌菌血症と呼ばれ、血液培養の陰性から少なくとも 28 日間の抗菌薬投与が推奨されています。一方で、先の 5 項目すべてに当てはまらない場合には、血液培養の陰性から少なくとも 14 日間の抗菌薬投与を行います[60][61]。

■ *S. lugdunensis* は CNS ですが、*S. aureus* と似た強い毒性があります。そのため、*S. lugdunensis* 菌血症と診断した場合には、*S. aureus* 菌血症と同様の対応を行います。

■ カンジダ属による菌血症（カンジダ血症）でも、*S. aureus* の場合と同様にフォローアップの血液培養（48 時間ごとが推奨されている）と適切な感染源の制御を行う必要があります。カンジダ属による感染性心内膜炎や眼内炎がなければ、血液培養の陰性から 14 日間の抗真菌薬投与を行います[62]。

- カンジダ属による感染性心内膜炎は、人工弁置換術や弁膜症の既往、持続するカンジダ血症、市中での感染がリスク因子として報告されています[63]。このような状況にあるカンジダ血症の患者では**必ず心臓超音波検査**を実施します。

- また、カンジダ属による眼内炎では失明のリスクが有るため、カンジダ血症のすべての患者に対して、**視覚症状の有無にかかわらず眼底検査**が推奨されています。眼内炎や感染性心内膜炎を発症した場合、血液培養の陰性から 4-6 週間の抗真菌薬投与を行います[62]。

- **図3**に示した微生物に起因する菌血症や感染症ではなく、適切な感染源の制御が行われ、抗菌薬投与で臨床状態が改善していれば、フォローアップの血液培養は不要です。たとえば、レンサ球菌属の皮膚軟部組織感染に起因する菌血症や大腸菌の尿路感染に起因する菌血症の場合には、菌血症が持続するリスクは低いため血液培養の陰性確認は不要です[52][64]。

- 血液培養は**侵襲的でコストもかかる細菌検査**であるため、患者の状態、起因菌、感染症に応じてフォローアップの血液培養を行うべきです。

文献

1) Hattori H, et al: *Am J Infect Control*. 2018 Dec; 46(12): e75-9. **PMID: 30172607**

2) Nagao M: *Clin Microbiol Infect*. 2013 Sep; 19(9): 852-8. **PMID: 23176224**

3) Goto M, et al: *Clin Microbiol Infect*. 2013 Jun; 19(6): 501-9. **PMID: 23473333**

4) Wisplinghoff H, et al: *Clin Infect Dis*. 2004 Aug 1; 39(3): 309-17. **PMID: 15306996**

5) Eliakim-Raz N, et al: *Clin Microbiol Infect*. 2015 Apr; 21(4): 295-301. **PMID: 25677625**

6) Tokuda Y, et al: *Am J Med*. 2005 Dec; 118(12): 1417. **PMID: 16378800**

7) Komatsu T, et al: *J Hosp Med*. 2017 Jul; 12(7): 510-5. **PMID: 28699938**

8) Seymour CW, et al: *JAMA*. 2016 Feb 23; 315(8): 762-74. **PMID: 26903335**

9) Burnham JP, et al: *J Crit Care*. 2018 Feb; 43: 143-7. **PMID: 28898743**

10) Willems E, et al: *Diagn Microbiol Infect Dis*. 2012 May; 73(1): 1-8. **PMID: 22578933**

11) Bennett IL, et al: *Yale J Biol Med*. 1954 Feb; 26(4): 241-62. **PMID: 13147262**

12) Clemmer TP, et al: *Crit Care Med*. 1992 Oct; 20(10): 1395-401. **PMID: 1395659**

13) 日本版敗血症診療ガイドライン 2016 作成特別委員会：日集中医誌. 2017; 24: S1-232.

14) Jaimes F, et al: *Clin Infect Dis*. 2004 Feb 1; 38(3): 357-62. **PMID: 14727205**

15) Taniguchi T, et al: *Int J Infect Dis*. 2018 Nov; 76: 23-8. **PMID: 30059771**

16) Grace CJ, et al: *Clin Infect Dis*. 2001 Jun 1; 32(11): 1651-5. **PMID: 11340541**

17) Siddiqui BK, et al: *Int J Infect Dis*. 2009 Sep; 13(5): 606-12. **PMID: 19131263**

18) Calfee DP, et al: *J Clin Microbiol*. 2002 May; 40(5): 1660-5. **PMID: 11980938**

19) Kiyoyama T, et al: *J Clin Microbiol*. 2009 Jan; 47(1): 54-8. **PMID: 18971366**

20) Snyder SR, et al: *Clin Biochem*. 2012 Sep; 45(13-14): 999-1011. **PMID: 22709932**

21) Levin PD, et al: *Chest*. 2013 Mar; 143(3): 640-5. **PMID: 23187312**

22) Mermel LA, et al: *Clin Infect Dis*. 2009 Jul 1; 49(1): 1-45. **PMID: 19489710**

23) Jonsson B, et al: *APMIS*. 1993 Aug; 101(8): 595-601. **PMID: 8217112**

24) Lee A, et al: *J Clin Microbiol*. 2007 Nov; 45(11): 3546-8. **PMID: 17881544**

25) Patel R, et al: *J Clin Microbiol*. 2011 Dec; 49(12): 4047-51. **PMID: 21976759**

26) Miller JM, et al: *Clin Infect Dis*. 2018 Aug 31; 67(6): e1-94. **PMID: 29955859**

27) BacT/ALERT®添付文書.

28) Venturelli C, et al: *PLoS One*. 2017 Jan 3; 12(1): e0169466. **PMID: 28046040**

29）Ruiz-Giardín JM, et al: *Int J Infect Dis*. 2015 Dec; 41: 6-10. **PMID: 26482387**

30）Bourbeau PP, et al: *J Clin Microbiol*. 2005 May; 43(5): 2506-9. **PMID: 15872297**

31）Baron EJ, et al: *Clin Infect Dis*. 2005 Dec 1; 41(11): 1677-80. **PMID: 16267743**

32）Petti CA, et al: *J Clin Microbiol*. 2006 Jan; 44(1): 257-9. **PMID: 16390985**

33）Gould FK, et al: *J Antimicrob Chemother*. 2012 Feb; 67(2): 269-89. **PMID: 22086858**

34）Pien BC, et al: *Am J Med*. 2010 Sep; 123(9): 819-28. **PMID: 20800151**

35）García P, et al: *J Med Microbiol*. 2004 Jan; 53(Pt 1): 67-72. **PMID: 14663108**

36）Leal SM Jr, et al: *J Clin Microbiol*. 2016 Dec; 54(12): 2928-36. **PMID: 27629905**

37）Yanai M, et al: *Braz J Infect Dis*. 2018 Jan-Feb; 22(1): 24-9. **PMID: 29360429**

38）Sasahara T, et al: *Eur J Clin Microbiol Infect Dis*. 2011 Feb; 30(2): 219-26. **PMID: 20938704**

39）Kutsuna S, et al: *Am J Infect Control*. 2017 Nov 1; 45(11): 1281-3. **PMID: 28596019**

40）Park HJ, et al: *J Clin Microbiol*. 2011 Apr; 49(4): 1598-601. **PMID: 21325550**

41）El Rafei A, et al: *Pacing Clin Electrophysiol*. 2016 Jun; 39(6): 522-30. **PMID: 26970081**

42）Hossain B, et al: *Pediatr Infect Dis J*. 2016 May; 35(5 Suppl 1): S45-51. **PMID: 27070064**

43）Kristóf K, et al: *EJIFCC*. 2016 Apr 20; 27(2): 147-55. **PMID: 27683527**

44）Arendrup M, et al: *Scand J Infect Dis*. 1996; 28(6): 609-14. **PMID: 9060065**

45）Dargère S, et al: *Clin Microbiol Infec*t. 2014 Nov; 20(11): O920-7. **PMID: 24766148**

46）Leyssene D, et al: *Eur J Clin Microbiol Infect Dis*. 2011 Dec; 30(12): 1537-41. **PMID: 21499970**

47）CLSI: Principles and Procedures for Blood Cultures; Approved Guideline. CLSI document M47-A. Wayne, PA: CLSI 2007.

48）Iwata K, et al: *Am J Med Sci*. 2008 Jul; 336(1): 58-63. **PMID: 18626238**

49）Blairon L, et al: *Clin Microbiol Infect*. 2006 Jun; 12(6): 527-32. **PMID: 16700700**

50）Fabre V, et al: *Clin Infect Dis*. 2020; 71: 1339-47 **PMID: 31942949**

51）日本循環器学会・他：感染性心内膜炎の予防と治療に関するガイドライン（2017年改訂版）. http://www.j-circ.or.jp/guideline/pdf/JCS2017_nakatani_h.pdf

52）Wiggers JB, et al: *BMC Infect Dis*. 2016 Jun 13; 16: 286. **PMID: 27296858**

53）Mitaka H, et al: *Open Forum Infect Dis*. 2020 Mar 28; 7(4): ofaa110. **PMID: 32328509**

54）Cogliati Dezza F, et al: *Antibiotics (Basel)*. 2020 Dec 11; 9(12): 895. **PMID: 33322549**

55）Giannella M, et al: *Clin Microbiol Infect*. 2020 Jul; 26(7): 897-903. **PMID: 32006697**

56）López-Cortés LE, et al: *Clin Infect Dis*. 2013 Nov; 57(9): 1225-33. **PMID: 23929889**

57）Fraunholz, et al: *Front Cell Infect Microbiol*. 2012 Apr 24; 2: 43. **PMID: 22919634**

58）Fowler VG Jr, et al: *Clin Infect Dis*. 2005 Mar 1; 40(5): 695-703. **PMID: 15714415**

59）del Rio A, et al: *Clin Infect Dis*. 2009 May 15; 48 Suppl 4: S246-53. **PMID: 19374580**

60）Mitchell DH, et al: *Intern Med J*. 2005 Dec; 35 Suppl 2: S17-24. **PMID: 16271058**

61）Abbas M, et al: *Clin Microbiol Infect*. 2019 Jul 26. pii: S1198-743X(19)30411-2. **PMID: 31357013**

62）Pappas PG, et al: *Clin Infect Dis*. 2016 Feb 15; 62(4): e1-50. **PMID: 26679628**

63）Foong KS, et al. *Med Mycol*. 2020 Jul 1; 58(5): 593-9. **PMID: 31613365**

64）Canzoneri CN, et al: *Clin Infect Dis*. 2017 Nov 13; 65(11): 1776-9. **PMID: 29020307**

7

敗血症

✔「敗血症かも？」と疑う姿勢が重要である。

✔治療介入の早さが患者予後改善に関係する。

✔医療者すべてが敗血症を認識することで早期介入が実現できる。

■ 敗血症の患者にどのような症状が現れるのかをイメージするのは難しいと思います。敗血症、すなわち sepsis（**セプシス**）は、古代ギリシャのホメーロスの詩に記載された「sepo」＝「腐敗する」が語源と言われ、ギリシャ語の「sipsi」＝「細菌による動植物の有機物の分解」が転じた言葉です[1]。

■ 敗血症と菌血症はよく混同される病態ですが、敗血症は感染症による**臓器障害**を表し、菌血症は血液中に細菌がいる状態を表しています。つまり、敗血症は血液中に細菌などの病原体がいなくても起こる病態です[2]。

■ 敗血症を引き起こす感染症は、呼吸器感染症（31-42%）が最も多く、次に腹腔内感染症（21-26%）、尿路感染症（13-18%）と続きます。また、血液培養の陽性率は約50%で、前述したように血液培養が陽性だから敗血症というわけではありません[3][4]。

■ 敗血症となった患者の生理学的反応は複雑で、絶えず変化していると考えられています。細菌などの病原体の感染によって、患者の体内では免疫反応が活性化して炎症反応が誘発される一方で、免疫抑制反応も活性化して抗炎症反応も起こります。このような反応がどの程度起こるかの予測は困難で、患者の状態（基礎疾患や治療歴など）と病原体の両方が影響すると考えられています[5]。

■ 患者の体内で起こる複雑な免疫反応と炎症反応により、細胞の機能が障害されます。さらに、全身の循環不全により臓器への血流が少なくなり、臓器は**酸欠**を起こし、これらの作用によって肺や腎臓などの臓器の機能が障害されます。機能が障害された臓器や病原体に冒された臓器によって患者の病態は異なるため、敗血症の臨床症状を端的に説明するのは困難です。

■ 敗血症による死亡率は**約20-30%**と報告されており、早期に適切な治療が開始されないと、多くの臓器が機能不全となり患者は死んでしまいます[3][4][6-9]。また、敗血症が適切に治療され治癒したとしても、身体機能の低下など様々な**後遺症**に患者が悩まされることも分かっています。どんな患者にどんな後遺症が残るかを正確に予測することは難しいですが、もともと健康であった患者では後遺症が残りにくいと言われています[10]。

■ 現時点で敗血症の長期的な予後を改善させる方法についてはよく分かっていません。しか

し、敗血症の**早期治療介入**、治療中の**痛み・不穏・せん妄の適切な管理**、**早期のリハビリテーション**が後遺症の予防に役立つ可能性があると報告されています[10]。

■このように、敗血症はその病態を把握するのが難しい一方で、早期の治療介入が患者の**予後に直結**する疾患です。ある文献では、敗血症で亡くなった患者のうち 12% は、早期発見して適切に治療することで救命できたと報告されています[11]。**敗血症による患者の死を防ぐためには、臓器障害の進展を早期に発見し、早期に阻止することが重要です**[12)13)]。

■本章では、敗血症による「**防ぎ得た死**」を少しでも減らすため、現場の医療者が早期に発見して介入できるように、敗血症の定義と診断基準を解説します。「**日本版敗血症診療ガイドライン**」[13)]が公開されているので、治療法などの詳細はそちらを参照してください。

敗血症はどのように定義されているのか

■敗血症が最初に定義されたのは 1991 年のことです（Sepsis-1）。**Sepsis-1** では「敗血症は感染症による全身性炎症反応症候群（Systemic Inflammatory Response Syndrome：SIRS）」と定義されていました[14)]。

■**SIRS** は体温、呼吸数、心拍数、白血球数の 4 項目のうち 2 項目以上を満たす場合に診断されます。しかし敗血症では SIRS の 4 項目以外の病態も示すことなどから 2001 年に定義の改定が発表されました（Sepsis-2）。

■**Sepsis-2** では「敗血症は感染に起因する全身症状を伴った症候」と定義され、SIRS に加えて様々な症状項目を採用しました[15)]。しかし、その項目の多さや明確な診断基準の欠如から、実臨床では Sepsis-1 の定義と診断基準が用いられ続けていました。

■Sepsis-1 と 2 の「敗血症の病態は全身性の炎症である」との考え方は、実際には病態の一部しか反映していないと指摘されていました[16)]。また入院患者の約半数は、入院中に 1 回は SIRS を発症するため SIRS 基準による敗血症スクリーニングは非現実的だと報告されています[17)]。

■このような背景のもと 2016 年に敗血症の定義が改定されました（Sepsis-3）。現在は **Sepsis-3** によって「**敗血症は感染症による臓器障害**」と定義され、その重症度は敗血症と敗血症性ショックの 2 つに区分されています[12)]。

■敗血症は「**感染症に対する制御不能な宿主反応によって引き起こされる、生命を脅かす臓器障害**」と定義されています。

■敗血症性ショックは「**敗血症の部分集合で、死亡率を増加させる可能性のある重度な循環・細胞・代謝の異常がある状態**」と定義されています。原文では "Septic shock is a subset of sepsis ……" と記載され、敗血症性ショックは敗血症の一部と定義されています。

敗血症はどのように診断するのか

■ICU などの重症管理では、感染症または感染症の疑いがある患者で **SOFA**（Sequential [Sepsis-related] Organ Failure Assessment）**スコア**（**表 1**）が 2 点以上増加（ICU 入室

患者ではスコアリングは毎日実施）している場合に敗血症と診断します[18]。

- SOFA スコアは、ICU などの集中治療領域で**臓器障害**を簡便に評価し、スコア化するためのツールです[19]。SOFA スコアが 2 点以上増加すると死亡率が約 10% 増加することが分かっています。

- ICU 以外の病院前救護、救急外来、一般病棟では、感染症または感染症が疑われる場合に qSOFA（quick Sequential［Sepsis-related］Organ Failure Assessment：**図 1**）[18] を用います。**qSOFA の 2 項目以上を満たす場合に敗血症**を疑います。その後、**図 2** に示したように臓器障害を評価し、SOFA スコアが 2 点以上増加している場合に敗血症と診断します。

表 1　SOFA スコア

	0 点	1 点	2 点	3 点	4 点
呼吸器 P/F	≧ 400	< 400	< 300	< 200 ＋補助呼吸	< 100 ＋補助呼吸
凝固能 PLT（× 1000/μL）	≧ 150	< 150	< 100	< 50	< 20
肝機能 T-Bil（mg/dL）	< 1.2	1.2-1.9	2.0-5.9	6.0-11.9	> 12
循環器	MAP ≧ 70 mmHg	MAP < 70 mmHg	DOA < 5γ or DOB（投与量を問わない）	DOA 5.1-15γ or Ad ≦ 0.1γ or NAd ≦ 0.1γ	DOA > 15γ or Ad > 0.1γ or NAd > 0.1γ
意識 Glasgow Coma Scale	15	14-13	12-10	9-6	< 6
腎機能 クレアチニン（mg/dL）	クレアチニン < 1.2	クレアチニン 1.2-1.9	クレアチニン 2.0-3.4	クレアチニン 3.5-4.9 or 尿量 < 500 mL	クレアチニン > 5.0 or 尿量 < 200 mL

・P/F：PaO$_2$/FiO$_2$（mmHg）、PLT：血小板数
・MAP：平均動脈圧
・DOA：ドパミン、DOB：ドブタミン、Ad：アドレナリン、NAd：ノルアドレナリン

感染症もしくは感染症が疑われる患者さんで……

普段と違う様子	22 回 / 分以上	100 mmHg 以下
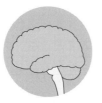		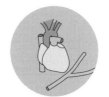
意識変化	呼吸増加	血圧低下

低体温や血清乳酸値が 2 mmol/L（18 mg/dL）以上の場合にも注意

図 1　qSOFA

（文献 18 より引用）

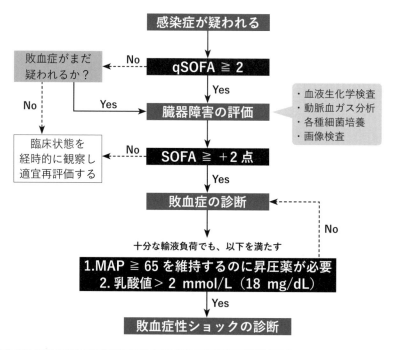

図2 敗血症／敗血症性ショック診断フローチャート

- qSOFA は、ICU 外の院内死亡を SOFA スコアよりも精度高く予測します。また、qSOFA は意識、呼吸、循環の 3 項目から成り、血液検査が**不要**で、ベッドサイドで**素早く簡便**に敗血症を疑うことができます。qSOFA 2 項目以上では、1 項目以下に比べて死亡率が 3-14 倍に増加したと報告されています[18]。

- しかし qSOFA が 1 項目以下であっても、実臨床では敗血症と診断される場合もあります。qSOFA には体温の項目がありませんが、38.3 ℃を超える発熱時だけでなく 36 ℃未満の**低体温**の場合にも死亡率が増加することが知られています[20][21]。そのため感染症の疑われる患者の体温が低い場合にも敗血症の可能性を考えます。

- また qSOFA の 3 項目に「血清乳酸値 2 mmol/L（18 mg/dL）を超える」を加えた 4 項目のうち 2 項目が合致した場合にも、qSOFA と同等の敗血症による死亡率を予測します[22][23]。そのため qSOFA の 1 項目のみを満たし感染症が疑われる場合には乳酸値の測定を検討します。

- このように qSOFA の 3 項目のうち 1 項目のみを満たした患者でも、敗血症のリスクを排除することができません。そのため qSOFA のみで敗血症をスクリーニングすることは**推奨されていません**[24][25]。前述のように体温や乳酸値を組み合わせたスクリーニング方法が提案されています。

- また前述した SIRS と qSOFA のすべての項目を組み合わせた方法も検討されています。この方法は qSOFA 単独よりも敗血症のスクリーニングに適している可能性があると報告されています[26]。具体的には、項目が重複する呼吸回数は SIRS のカットオフ値を利用し（呼吸以外は各々のカットオフ値を利用）、全 6 項目中 2 項目以上を満たした場合に敗血症

表 2　NEWS、qSOFA、SIRS の基準値と点数

	NEWS							qSOFA			SIRS		
点数	3	2	1	0	1	2	3	1	0	1	1	0	1
意識レベル (AVPU*/GCS)				A GCS=15			V、P、U GCS<15		A GCS=15	V、P、U GCS<15			
体温 (℃)	≦35.0		35.1-36.0	36.1-38.0	38.1-39.0	≧39.1					<36.0	36.0-38.0	>38.0
呼吸数（回 / 分）	≦8		9-11	12-20		21-24	≧25		<22	≧22		≦20	>20
酸素飽和度（%）	≦91	92-93	94-95	≧96									
酸素投与		あり		なし									
心拍数 (bpm)	≦40		41-50	51-90	91-110	111-130	≧131					≦90	>90
収縮期血圧 (mmHg)	≦90	91-100	101-110	111-219			≧220	≦100	>100				
白血球数 (×10³/μL)											<4.0	4.0-12.0	>12.0

・NEWS：各バイタルサインの異常値に対して 0-3 点を与え合計で 5 点以上（20 点満点）を警告値とする。
・qSOFA：各バイタルサインの異常の有無に対して 0-1 点を与え合計で 2 点以上（3 点満点）かつ感染症の場合に敗血症を強く疑う。
・SIRS：各バイタルサインの異常の有無に対して 0-1 点を与え合計で 2 点以上（4 点満点）で SIRS と診断する。
※ AVPU
A：Alert（覚醒している）、V：Verbally responsive（呼びかけに反応するが見当識がない）、P：Painfully responsive（痛み刺激にのみ反応）、U：Unresponsive（刺激に反応しない）

を疑います（表 2）。

■ 敗血症は入院中の患者が急変する理由の 1 つです。患者の急変は**死へ直結**することもあるため、急変リスクのある患者を早期に発見する必要があります。このような患者をスクリーニングする方法として**早期警告スコア**（Early Warning Score：EWS）が知られています。

■ EWS のうち特に英国で使用されている **NEWS**（National Early Warning Score、5 点以上を警告値とする。表 2 参照）は qSOFA や SIRS よりも敗血症のスクリーニングに適していると報告されています [27][28]。敗血症を含めた患者の急変リスクを総合的に判断するには NEWS のような EWS が有用だと考えられています。

■ 表 2 に NEWS、qSOFA、SIRS の基準値を一覧で示しています。NEWS と qSOFA はバイタルサインのみで患者の異常を察知できる利点があります。患者の意識変化は NEWS でも点数が高く設定されています。そのため患者に新たな意識変化が生じた場合は、「**患者の急変リスクがあるかも**」の視点で患者を観察する必要があります。

■ 現時点で敗血症患者の最適なスクリーニング方法は確立されていません。単一のスクリーニング方法では重症な患者を見落としてしまうリスクがあります。そのため qSOFA と他のリスク因子（体温、乳酸値、SIRS など）の組み合わせや NEWS のような早期警告スコアの利用が提案されています [29]。

■ 繰り返しになりますが、敗血症を含めた患者の急変を急変前に察知することは、**防ぎうる死を回避する**可能性を高めます。患者のバイタルサインの異常に気づいた場合は、急変リスクの有無を早期に評価し必要な介入を開始することが重要です。

敗血症性ショックはどのように診断するのか

■ 敗血症の患者で、十分な輸液負荷（30 mL/kg）を行ったにもかかわらず、以下の 2 項目を満たす場合に敗血症性ショックと診断します[30]。

① MAP65 mmHg 以上を維持するために昇圧薬（ノルアドレナリンなど）を必要とする。

②血清乳酸値が>2 mmol/L（18 mg/dL）の状態。

■ 上記の項目を満たす場合の死亡率（42%）は、満たさない場合（20-30%）と比較して有意に高くなったと報告されています[30]。敗血症と診断された患者が敗血症性ショックになると死亡率が上昇するため、敗血症と診断した時点から**速やかに**治療を開始する必要があります[31]。

■ 敗血症性ショックを診断するためには血清乳酸値の測定が必要となりますが、その数値は動脈血と静脈血では**異なる**ことが知られています。特に乳酸値が 2 mmol/L（18 mg/dL）以上の場合では数値の乖離が大きくなるため、静脈血採血での敗血症性ショックの判断は不適切です。一方で、2 mmol/L（18 mg/dL）未満では数値の乖離はほとんどないため、

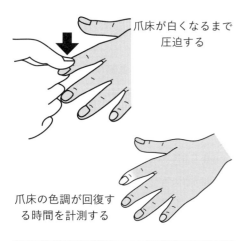

CRT（capillary refill time）

①示指の爪床が白くなるまで 5-10 秒間程度指で圧迫する。
②指を離して、爪床の色が元の色に戻るまでの時間を計測する。
③敗血症では種々の報告があるが、**3-4 秒を超えた場合**、異常とする。

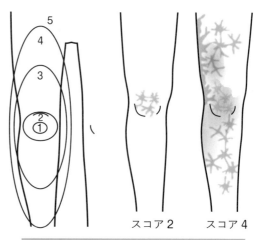

Mottling Score

1. 膝の中心に局在（コインサイズ）
2. 膝蓋骨の上縁を越えない
3. 大腿の中央を越えない
4. 鼠径部の折り目を越えない
5. 鼠径部の折り目を越える

スコア 2 の範囲を越えた場合、異常とする。

図 3　CRT と Mottling Score

静脈血採血を敗血症の**スクリーニング**に用いる場合があります [32)33)]。

- 敗血症での血清乳酸値は、循環障害による嫌気代謝の亢進、ミトコンドリアの機能異常、肝臓での代謝障害などの様々な理由で上昇します [34)]。4 mmol/L（36 mg/dL）以上の乳酸値は高度の**循環障害**を示し、患者の死亡率が非常に高くなります。そのため、乳酸値の改善は初期治療中の循環状態改善の指標としても重要です [35)]。

- 敗血症性ショックの状態にある患者は、腸や肝臓、腎臓などの内臓臓器への血流が低下し、末梢循環も障害されていることが知られています。末梢循環障害は、**図3**に示したような**CRT**（ブランチテスト、毛細血管再充満時間）の延長や**Mottling Score**（膝周囲に出現する網状皮斑の範囲をスコア化）の増加として表れます [36)]。そのため、これらをベッドサイドや病院前救護での敗血症性ショックの予後予測に用いることができます [37-39)]。

- 敗血症性ショックからの離脱を目標とした輸液や昇圧薬の投与は、血清乳酸値の改善を指標として行われます。CRT の改善は血清乳酸値の改善よりも早いことが知られており、敗血症性ショックの初期治療において、CRT も血清乳酸値と同様に有用な指標になりうると報告されています [40)]。

どれくらい速やかに治療を開始するのか

- **The Surviving Sepsis Campaign Bundle** では、患者予後を改善させるために重要な介入項目を束（バンドル）で示しています。2016 年に提唱された 3 時間バンドルと 6 時間バンドルは、2018 年の改訂で 1 つの **1 時間バンドル**に結合されました [41)]。敗血症（敗血症性ショックを含む）の患者に対して 1 時間以内に行うべき介入は以下の 5 つです。

①血清乳酸値を測定して 2 mmol/L（18 mg/dL）以上の場合、初期治療の指標として 2 mmol/L（18 mg/dL）未満となるまで 2 時間ごとにフォローする。

②抗菌薬投与前に少なくとも 2 セットの血液培養を実施する。しかし、血液培養の実施を理由に抗菌薬の投与を遅らせてはいけない。

③想定される起因菌をすべてカバーすべく広域の抗菌薬を投与する。

④低血圧または乳酸値が 4 mmol/L（36 mg/dL）以上では 30 mL/kg の晶質輸液の急速投与を開始し、3 時間以内に投与を終了する。

⑤輸液の急速投与を開始しても低血圧が継続する場合、MAP 65 mmHg 以上を維持できるように昇圧薬の投与を開始する。

- 1 時間以内ではないものの、**感染源の制御**（膿瘍のドレナージ、壊死組織のデブリードマン、中心静脈カテーテルなどの感染デバイスの抜去など物理的に感染源を除去すること）も 6-12 時間以内の早期に行う必要があります。皮膚軟部組織感染症、腹腔内感染症、尿路感染症、血管カテーテル関連血流感染症では、抗菌薬投与だけでなく感染源の制御も行うことで、敗血症による死亡率は減少することが分かっています [42)43)]。

- 推定される起因菌をカバーした**適切な抗菌薬**を初期治療として投与しないと、患者の死亡率が上昇し、入院期間が延長することが分かっています [44)]。また、敗血症の診断から抗菌薬の投与開始までの時間は短いほどよいと考えられています [45)]。また、抗菌薬の投与

図4 敗血症チェックリスト

感染症	スクリーニング	臓器障害	ショック
主な感染源（疑いを含む）	**qSOFA+α**	**SOFA スコア**	**十分な輸液負荷でも**
□肺炎 □腹腔内感染症 □尿路感染症 □皮膚軟部組織感染症 □カテーテル関連血流感染症 □その他（　　　　　）	□意識変化 　いつもと違う様子 □呼吸増加 　≧ 22 回 / 分 □血圧低下 　収縮期 ≦ 100 mmHg □乳酸増加 　≧ 2 mmol/L（18 mg/dL） **2 項目以上で敗血症疑い**	□意識悪化 　GCS 10-12 □酸素化悪化 　P/F < 300 □腎機能悪化 　Scr ≧ 2.0 mg/dL □肝機能悪化 　T-Bil ≧ 2.0 mg/dL □凝固異常 　PLT < 10 万/μL **1 項目以上で敗血症**	□要昇圧薬 　MAP ≧ 65 mmHg を維持 □乳酸高値継続 　> 2 mmol/L（18 mg/dL） **2 項目で敗血症性ショック**
細菌培養の提出	NEWS 5 点以上の場合にも敗血症を疑う		
□血液培養 2 セット □喀痰培養 □尿培養 □その他（　　　　　）			

集中治療が必要

感染症 + qSOFA ≧ 2 → 敗血症疑い　──臓器障害 SOFA ≧ +2 点──→ **敗血症**　──組織低灌流 ショック継続──→ **敗血症性ショック**

敗血症なら 1 時間以内に行動！

1. 血清乳酸値測定
≧ 2 mmol/L
⇨ 2 時間毎にフォロー
2. 抗菌薬開始前に
血液培養
⇨ 2 セット提出
3. 抗菌薬の投与
⇨ 推定起因菌を
全カバー
4. 低血圧 or
乳酸値 ≧ 4 mmol/L
⇨ 輸液の急速投与開始
5. 低血圧継続
⇨ MAP ≧ 65 mmHg を
目標に昇圧薬開始

後では血液培養の感度が低下するため、投与前に血液培養を実施します[46]。

■ 特に敗血症性ショックの患者では抗菌薬の投与が 1 時間遅れるごとに死亡率が 2-7% 増加すると言われるため、**1 時間以内**の抗菌薬投与が推奨されています[47)48]。敗血症の患者では、敗血症性ショックへの進展を防ぐためにも、遅くとも 2-3 時間以内には抗菌薬を開始すべきです[31)49]。

■ このように、敗血症から患者を救うためには、早期に敗血症に**気づくこと**と素早く**治療を開始すること**が重要になります。患者への迅速な治療介入を行うためには、ベッドサイドに赴く看護師、薬剤師などの医師以外の医療従事者も qSOFA や NEWS、**図4** に示したツールなどを利用して敗血症のスクリーニングを行うべきだと考えます。

文献

1）Geroulanos S, et al: *Intensive Care Med.* 2006 Dec; 32(12): 2077. **PMID: 17131165**

2）Bone RC, et al: *Crit Care Med.* 1989 May; 17(5): 389-93. **PMID: 2651003**

3）Ogura H, et al: *J Infect Chemother*. 2014 Mar; 20(3): 157-62. **PMID: 24530102**

4）Abe T, et al: *Crit Care*. 2018 Nov 22; 22(1): 322. **PMID: 30466493**

5）Angus DC, et al: *N Engl J Med*. 2013 Aug 29; 369(9): 840-51. **PMID: 23984731**

6）Kaukonen KM, et al: *JAMA*. 2014 Apr 2; 311(13): 1308-16. **PMID: 24638143**

7）Álvaro-Meca A, et al: *Popul Health Metr*. 2018 Feb 12; 16(1): 4. **PMID: 29433513**

8）Sanderson M, et al: *J Intensive Care Soc*. 2018 Nov; 19(4): 299-304. **PMID: 30515239**

9）Lee CC, et al: *J Infect*. 2017 Nov; 75(5): 409-19. **PMID: 28851532**

10）Prescott HC, et al: *JAMA*. 2018 Jan 2; 319(1): 62-75. **PMID: 29297082**

11）Rhee C, et al: *JAMA Netw Open*. 2019 Feb 1; 2(2): e187571. **PMID: 30768188**

12）Singer M, et al: *JAMA*. 2016 Feb 23; 315(8): 801-10. **PMID: 26903338**

13）日本版敗血症診療ガイドライン 2020 作成特別委員会：日集中医誌. 2021; 28: S1-411.

14）*Crit Care Med*. 1992 Jun; 20(6): 864-74. **PMID: 1597042**

15）Levy MM, et al: *Crit Care Med*. 2003 Apr; 31(4): 1250-6. **PMID: 12682500**

16）Vincent JL, et al: *Lancet*. 2013 Mar 2; 381(9868): 774-5. **PMID: 23472921**

17）Churpek MM, et al: *Am J Respir Crit Care Med*. 2015 Oct 15; 192(8): 958-64. **PMID: 26158402**

18）Seymour CW, et al: *JAMA*. 2016 Feb 23; 315(8): 762-74. **PMID: 26903335**

19）Vincent JL, et al: *Intensive Care Med*. 1996 Jul; 22(7): 707-10. **PMID: 8844239**

20）Umemura Y, et al: *J Infect Chemother*. 2017 Nov; 23(11): 757-62. **PMID: 28847586**

21）Sanderson M, et al: *J Intensive Care Soc*. 2018 Nov; 19(4): 299-304. **PMID: 30515239**

22）Shetty A, et al: *Emerg Med Australas*. 2017 Dec; 29(6): 626-34. **PMID: 29178274**

23）Jung YT, et al: *World J Emerg Surg*. 2018 Mar 13; 13: 14. **PMID: 29563963**

24）Park HK, et al: *J Crit Care*. 2017 Dec; 42: 12-7. **PMID: 28647650**

25）Fernando SM, et al: *Ann Intern Med*. 2018 Feb 20; 168(4): 266-75. **PMID: 29404582**

26）Green SL, et al: *World J Surg*. 2020 Jan; 44(1): 21-9. **PMID: 31641836**

27）Redfern OC, et al: *Crit Care Med*. 2018 Dec; 46(12): 1923-33. **PMID: 30130262**

28）Usman OA, et al: *Am J Emerg Med*. 2019 Aug; 37(8): 1490-7. **PMID: 30470600**

29）Graham CA, et al: *Ann Med*. 2020 Nov; 52(7): 403-12. **PMID: 32530356**

30）Shankar-Hari M, et al: *JAMA*. 2016 Feb 23; 315(8): 775-87. **PMID: 26903336**

31）Whiles BB, et al: *Crit Care Med*. 2017 Apr; 45(4): 623-9. **PMID: 28169944**

32）Datta D, et al: *Eur J Emerg Med*. 2018 Apr; 25(2): 85-91. **PMID: 27926537**

33）van Tienhoven AJ, et al: *Am J Emerg Med*. 2019 Apr; 37(4): 746-50. **PMID: 30686538**

34）Hernandez G, et al: *Intensive Care Med*. 2019 Jan; 45(1): 82-5. **PMID: 29754310**

35）Casserly B, et al: *Crit Care Med*. 2015 Mar; 43(3): 567-73. **PMID: 25479113**

36）Brunauer A, et al: *J Crit Care*. 2016 Oct; 35: 105-9. **PMID: 27481743**

37）Ait-Oufella H, et al: *Intensive Care Med*. 2011 May; 37(5): 801-7. **PMID: 21373821**

38）Lara B, et al: *PLoS One*. 2017 Nov 27; 12(11): e0188548. **PMID: 29176794**

39）Jouffroy R, et al: *Am J Emerg Med*. 2019 Apr; 37(4): 664-71. **PMID: 30001815**

40）Hernández G, et al: *JAMA*. 2019 Feb 19; 321(7): 654-64. **PMID: 30772908**

41）Levy MM, et al: *Intensive Care Med*. 2018 Jun; 44(6): 925-8. **PMID: 29675566**

42）Bloos F, et al: *Crit Care*. 2014 Mar 3; 18(2): R42. **PMID: 24589043**

43）Martínez ML, et al: *Crit Care Med*. 2017 Jan; 45(1): 11-9. **PMID: 27611975**

44）Garnacho-Montero J, et al: *J Antimicrob Chemother*. 2008 Feb; 61(2): 436-41. **PMID: 18056733**

45）Ferrer R, et al: *Crit Care Med*. 2014 Aug; 42(8): 1749-55. **PMID: 24717459**

46）Cheng MP, et al: *Ann Intern Med*. 2019; 171(8): 547-54. **PMID: 31525774**

47）Seymour CW, et al: *N Engl J Med*. 2017 Jun 8; 376(23): 2235-44. **PMID: 28528569**

48）Liu VX, et al: *Am J Respir Crit Care Med*. 2017 Oct 1; 196(7): 856-63. **PMID: 28345952**

49）Pruinelli L, et al: *Crit Care Med*. 2018 Apr; 46(4): 500-5. **PMID: 29298189**

8

抗菌薬アレルギー
──βラクタムアレルギーを中心に──

Keyword 即時型アレルギー 遅延型アレルギー 交差反応

✔抗菌薬アレルギーではβラクタムアレルギーの頻度が高い。
✔患者の訴える症状がアレルギー反応か否かの判断が重要である。
✔交差反応の理解は代替抗菌薬の選択に必要である。

■ 医薬品アレルギーのうち医療者がよく遭遇するのは抗菌薬のアレルギーです。抗菌薬アレルギーと聞くとペニシリンアレルギーを思い浮かべる読者も多いと思います。実際にペニシリンアレルギーの頻度は、抗菌薬アレルギーの中で最も高いことが知られています[1)2)]。さらに米国における患者のカルテ調査では、約10%の患者に「ペニシリンアレルギー」の記載があったと報告されています[3)4)]。

■ 他のβラクタム系抗菌薬であるセフェム系抗菌薬へのアレルギーの頻度はペニシリンアレルギーの10分の1程度で、カルバペネム系抗菌薬ではさらに少なく非常にまれです。またβラクタム系以外の抗菌薬（ニューキノロン系やマクロライド系など）へのアレルギーの頻度は、報告によって差があるもののセフェム系抗菌薬と同程度かさらに低いことが知られています[1)5)]。

■ このようにペニシリンアレルギーに代表されるβラクタム系抗菌薬へのアレルギー（βラクタムアレルギー）は、臨床で最も遭遇する抗菌薬アレルギーです。実際にペニシリンアレルギーやセフェムアレルギーを申告する患者を担当した読者もいるでしょう。では、そのような患者の抗菌薬治療はどうすればよいのでしょうか。βラクタム系抗菌薬はどれも使用できないのでしょうか。そもそも患者が「アレルギー」と申告する症状は、本当にアレルギーによるものでしょうか。

■ ペニシリンアレルギーを申告した大部分の患者には、矛盾するようですが、ペニシリン系抗菌薬を安全に使用できることが知られています[6)]。即時型アレルギー（後述）の忍容性を調査した研究では、これらの患者の95%以上でアレルギー反応を示さなかったと報告されています[7)8)]。実際に米国において、真のペニシリンアレルギー（皮膚テストなどで陽性の判定）の人は一般人口の**約1%**程度と言われています[9)]。

■ つまりアレルギーを自己申告する患者の多くに「ペニシリンアレルギー」という**誤ったレッテル**が貼られている可能性があります[8)10)]。この誤った判断のために、患者は代替抗菌薬として広域な抗菌薬を処方される頻度が高くなり、それによる医療費の増大、副作用の増加、耐性菌の感染リスク上昇の**不利益**を被ることがわかっています[3)11-13)]。

■ この誤った判断が生じる理由は、単独の腹痛、下痢、嘔吐のような抗菌薬特有の消化器症

状の副作用や、幼少期の EB ウイルス感染時にペニシリン系内服抗菌薬を使用して発疹が出現したことを、患者とその両親や医療者がアレルギーの症状と**誤解**しているためと考えられています[14)]。このような誤解は他の抗菌薬でも生じています。

■ 患者に「抗菌薬アレルギーはありますか」と聞くと、様々な症状を訴えてくることがあります。その症状がアレルギー症状か否かを適切に判断するには、薬剤アレルギーについての基本的な理解が必要です。

■ 現在では、ペニシリンアレルギーの既往がある患者に、同じ β ラクタム系であるセフェム系抗菌薬の投与は必ずしも禁忌でないことがわかっています。これには β ラクタムアレルギーの**交差反応**（化学構造の特徴が似ている薬剤同士でアレルギー反応を起こすこと）についての理解が必要です。

■ こうした理解に基づけば、安全な抗菌薬治療の実施と無用な広域抗菌薬投与の抑制が可能となり患者の**利益**につながります。そこで本章では抗菌薬を中心とした薬剤アレルギーの基本と、臨床で頻用される β ラクタム系抗菌薬へのアレルギー（**β ラクタムアレルギー**）について解説します。

アレルギー型の分類と薬疹

■ アレルギーはそのメカニズムによって 4 つの型に分類されており、そのアレルギー型によって対応も変化します。医薬品アレルギーでは薬疹を思い浮かべる読者も多いと思います。アレルギー型の分類と薬疹について、抗菌薬との関係から簡潔に解説します。

■ **表 1** にアレルギー型の分類（Gell と Coombs の分類）を示しています。これはアレルギー反応のメカニズムによって、IgE や IgG などの抗体や補体が関与する I -III型と T 細胞が関与するIV型に分類されたものです。**I 型は即時型、II 型は細胞障害型、III 型は免疫複合体型、IV 型は遅延型**としても知られています[15)16)]。

■ 医薬品アレルギーでは、薬剤の投与 1 時間以内に IgE を介して発症する即時型（I 型）と、投与開始数日後から数週間後に発症する遅延型（IV型）の頻度の高いことが知られています。

■ I 型は**アナフィラキシー型**とも呼ばれ、瘙痒感や蕁麻疹、喘鳴などの症状が急速に生じます。アナフィラキシーは「**アレルゲンなどの侵入により、複数臓器に全身性にアレルギー症状が惹起され、生命に危機を与えうる過敏反応**」と定義されています（**図 1**）。アナフィラキシーに血圧低下や意識障害を伴う場合にアナフィラキシーショックと呼ばれ、エピネフリンの筋注など早急な対応が必要となります[17)18)]。

■ 米国の病院を受診する患者のうち、処方された医薬品でアナフィラキシーの経験がある患者は約 1%と報告されています。特にペニシリン系内服抗菌薬を原因とする割合は 0.46%と報告され、医薬品の中で最も高くなっています。他の抗菌薬が原因となる割合は低く、セフェム系内服抗菌薬で約 0.06%、マクロライド系とニューキノロン系の内服抗菌薬では約 0.04%と報告されています[19)]。

■ ペニシリン系抗菌薬に対する即時型アレルギー反応は、アレルギー反応を起こしてからの

表 1　アレルギー型の分類（Gell と Coombs の分類）

分類	I 型	II 型	III 型	IV 型
同意語	即時型 アナフィラキシー型	細胞障害型 細胞融解型	免疫複合体型 アルサス型	遅延型 ツベルクリン型
抗体	IgE	IgG と補体	IgG もしくは IgM と補体	T 細胞
発症時間	**数分〜1 時間 （最大でも 6 時間以内）**	> 72 時間	10-21 日	**4-21 日**[※]
代表疾患	**蕁麻疹 血管性浮腫 喉頭浮腫 / 喘鳴** 血圧低下	溶血性貧血 血小板減少症 顆粒球減少症	血清病 薬剤熱 血管炎 糸球体腎炎	接触性皮膚炎 播種状紅斑丘疹 **SJS/TEN DIHS、AGEP**
試験	プリックテスト スクラッチテスト 皮内テスト	なし	なし	パッチテスト DLST

・アナフィラキシーの I 型、重症薬疹の IV 型が特に重要である。
・STS/TEN：スティーブンス・ジョンソン症候群 / 中毒性表皮壊死症、DIHS：薬剤性過敏症症候群、
　AGEP：急性汎発性発疹性膿疱症
・DLST：薬剤誘発性リンパ球刺激試験
※この期間は新たな薬剤の場合で、すでに感作が成立している薬剤の場合には数時間から 3 日以内に発症
することがある。

（文献 14、15 より引用改変）

年月に伴って弱まることが知られています。5 年で**約 50%**、10 年経過すると**約 80%**の患者で即時型アレルギー反応はなくなると報告されています[20)21)]。また、セフェム系抗菌薬においては、5 年経過すると**約 70%**の患者で即時型アレルギー反応はなくなると報告されています[22)]。そのため、10 年以上前に即時型アレルギー反応を示したペニシリン（セフェム）系抗菌薬は安全に投与できる場合があります。

■IV 型は**ツベルクリン型**とも呼ばれ、**T 細胞**が薬剤などを異物として認識し排除しようとするために起こるアレルギー反応です。異物を認識した T 細胞は、マクロファージや白血球を活性化するサイトカインを産生します。マクロファージなどが組織に集まると、増殖、活性化し異物排除のために炎症反応を生じ、アレルギー反応として皮膚などに出現します。

■この一連の過程に時間を要するため、一般的には薬剤の使用開始から **4-21 日**でアレルギー反応が生じます。ただし、すでに感作が成立している薬剤が投与された場合、**数時間から 3 日以内**にアレルギー反応が生じます。

■IV 型のアレルギー反応はいわゆる**薬疹**として現れます。薬疹とは薬剤の投与によって生じるピンクから赤色の皮疹（紅斑）のことです。患者に生じた薬疹についての国内調査では、その 60%を**播種状紅斑丘疹**（maculopapular eruption：MPE）**型**と**多形紅斑**（erythema multiforme：EM）**型**が占め、MPE 型が EM 型よりも多いと報告しています[23)]。

1. 皮膚症状（全身の発疹、瘙痒または紅潮）、または粘膜症状（口唇・舌・口蓋垂の腫脹など）のいずれかが存在し、急速（数分～数時間以内）に発現する症状で、かつ下記a、bの少なくとも1つを伴う。

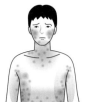
さらに、少なくとも右の1つを伴う

皮膚・粘膜症状

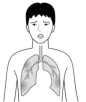
a. 呼吸器症状
（呼吸困難、気道狭窄、喘鳴、低酸素血症）

b. 循環器症状
（血圧低下、意識障害）

2. 一般的にアレルゲンとなりうるものへの曝露の後、急速（数分～数時間以内）に発現する以下の症状のうち、2つ以上を伴う。

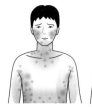
a. 皮膚・粘膜症状
（全身の発疹、瘙痒、紅潮、浮腫）

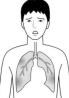
b. 呼吸器症状
（呼吸困難、気道狭窄、喘鳴、低酸素血症）

c. 循環器症状
（血圧低下、意識障害）

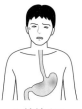
d. 持続する消化器症状
（腹部疝痛、嘔吐）

3. 当該患者におけるアレルゲンへの曝露後の急速（数分～数時間以内）な血圧低下。

血圧低下

収縮期血圧低下の定義：
平常時血圧の70％未満または下記

生後1か月～11か月	< 70 mmHg
1-10歳	< 70 mmHg ＋（2×年齢）
11歳～成人	< 90 mmHg

症状発現の割合

皮膚・粘膜症状：**90%**
呼吸器症状：60%
循環器症状：35%
消化器症状：30%

図1　アナフィラキシーの診断基準
・上記1-3のいずれかに該当すればアナフィラキシーと診断される。

（文献17、18より引用）

- **MPE型**は主に体幹において左右対称に播種状に出現する比較的小さな（直径3 mm以下）紅斑を特徴とし、麻疹型とも呼ばれます。**EM型**は四肢や体幹に左右対称に出現する直径10 mm以上の紅斑です。その皮疹はやや隆起し2-3層の境界をもち（標的状病変と呼ばれる）、融合して大きな紅斑になる傾向があります[23]。

- 薬疹が出現した場合、原因薬剤の同定と中止がまずは必要で、多くの場合に原因薬剤の中止から1週間以内に皮疹は消退します。一方で重症薬疹の可能性を示す、**粘膜症状、水疱形成、38.5 ℃以上の発熱、急速に拡大する皮疹**が患者に見られた場合には、原因薬剤の中止とともに速やかな皮膚科へのコンサルテーションが必要です[24]。

- 重症薬疹のまとめを**表2**に示しています。重症薬疹とは**薬剤過敏症症候群**（drug-induced hypersensitivity syndrome：**DIHS** もしくは drug reaction with eosinophilia and systemic symptoms：**DRESS**）、**スティーブンス・ジョンソン症候群**（Stevens-Johnson syndrome：**SJS**）および**中毒性皮膚壊死症**（toxic epidermal necrolysis：**TEN**）、**急性汎発性発疹性膿疱症**（acute generalized exanthematous pustulosis：**AGEP**）を主に言います[25]。

- **DIHS** は海外では DRESS とも呼ばれ、発熱を伴い上半身や四肢から急速に拡大する紅斑を特徴とする重症薬疹です。原因となる医薬品は比較的限られており、抗菌薬では**ミノサイクリン**での報告があります。原因薬剤を使用している患者の 0.01-0.1％で見られ、肝障害を併発しやすいことが知られています[26]。

- **SJS** は紅斑と発熱、粘膜病変を伴い、しばしば水疱とびらんが現れることを特徴とする重症薬疹です。原因は医薬品が多いですが、ウイルス感染でも見られます。TEN は SJS の進行形と考えられ、表皮の**壊死融解**を特徴とします。国内では表皮壊死が体表面積の 10％未満を SJS、それ以上を TEN と定義しています（国外では 30％を超える場合を TEN、10-30％を SJS/TEN オーバーラップと定義）[27-29]。

- **AGEP** は発熱とともに急速に小膿疱を伴う紅斑が全身に拡がる重症薬疹です。原因は抗菌薬や抗真菌薬が大半を占めると言われ、薬剤使用から症状出現までの好発時期は数時間から 2 週間後です（抗菌薬では 3 日以内の頻度が高い）。多くの場合に原因薬剤の中止によって 1-2 週間で軽快します[30]。

- 抗菌薬が重症薬疹を引き起こす頻度は**低い**ですが、抗てんかん薬などの他の原因薬剤よりも処方頻度が高いために、特に β ラクタム系ではその**絶対数は多い**ことが知られていま

表2 重症薬疹

	DIHS	SJS/TEN※	AGEP
皮膚症状	上半身の播種状斑状丘疹から始まり、体表面 50％以上の広範囲に広がる。皮疹の炎症が強い。顔面に浮腫や紅斑が見られる。粘膜病変を伴う場合もある。	初期は体幹に紅斑を伴う皮疹が出現し、粘膜病変が見られる。皮疹は平坦な二重斑で、その後、水疱を形成し表皮剥離を伴う。	数時間の短期間で、紅斑が急速に拡大する。紅斑上には無菌性の非毛孔性小嚢胞が多数出現する。粘膜病変と臓器障害はまれ。
その他症状	38.5 ℃以上の発熱 倦怠感、リンパ節腫脹 最低 1 臓器の障害 （多くが肝臓、他に腎、筋肉、肺、心臓、膵臓）	38.5 ℃以上の発熱 倦怠感、咽頭痛、嚥下困難、排尿困難、羞明感 ニコルスキー現象	38.5 ℃以上の発熱
発症時期	抗てんかん薬：＞ 14 日 その他の薬剤：4-21 日	4-21 日 （平均 14 日）	抗菌薬：＜ 3 日 その他の薬剤：＞ 3 日
薬剤関連	100％（定義上）	80％	50％

※表皮壊死＜ 10％：SJS、10-30％：SJS-TEN、＞ 30％：TEN

（文献 18、25 より引用改変）

す[31)32)]。そのため、抗菌薬使用中の患者に薬疹が出現した場合には、速やかな対応と注意深い観察が必要となります。

- 抗菌薬が溶血性貧血や血小板減少症を示すⅡ型アレルギー反応、血清病のようなⅢ型アレルギー反応の原因となる頻度は**非常に低い**ことが知られています。しかし、抗菌薬が原因でⅡ型またはⅢ型アレルギー反応を起こした場合には、再投与により症状が重症化する可能性があるため、同一（もしくは同系統）の抗菌薬の投与は避けるべきです。

ペニシリン系およびセフェム系抗菌薬の即時型アレルギーにおける交差反応

- ある抗菌薬にアレルギー反応を示す患者は、同じ系統の別の抗菌薬でもアレルギー反応を示すことがあります。このような現象を抗菌薬アレルギーの**交差反応**と呼びます。これは抗菌薬のアレルギー反応が多くの場合にその構造と関係しているためです。
- 前述のように、βラクタムアレルギー（特にペニシリンアレルギー）の患者に広域な抗菌薬が不用意に投与され、**不利益を与える**場合もあります。しかし多くの報告から、βラクタムアレルギーは必ずしもβラクタム系抗菌薬使用の**禁忌ではない**ことが分かっています。
- βラクタム系抗菌薬（ペニシリン系、セフェム系、カルバペネム系、モノバクタム系）の

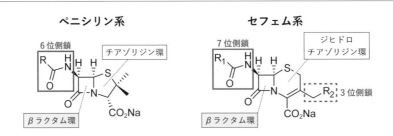

R、R₁、R₂ は抗菌薬によって異なる化学構造になる。

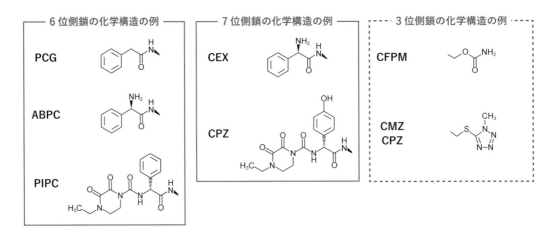

図2a　ペニシリン系とセフェム系抗菌薬の化学構造

（文献 35 より引用改変）

化学構造の中心には**βラクタム環**と呼ばれる構造があります。セフェム系抗菌薬が臨床で使用され始めた当時（1980年前後）、ペニシリン系抗菌薬との交差反応の発生頻度は10%程度と報告され、βラクタム環に起因すると考えられていました。しかし、実際にはセフェム系抗菌薬の製造時に混入した微量のペニシリン系抗菌薬が主な原因であったと報告されています[33)34)]。

■ 現在、このペニシリン系とセフェム系抗菌薬の交差反応は**側鎖の化学構造の類似性**に起因すると考えられ、その発生頻度は1%未満と以前よりも低く報告されています[33-35)]。**図2a**にペニシリン系とセフェム系抗菌薬の基本的な化学構造を示しています。ペニシリン系抗菌薬は6位に、セフェム系抗菌薬は7位および3位にそれぞれ側鎖を有しています。側鎖の化学構造は、抗菌薬の細胞外膜における通過速度やペニシリン結合タンパク質との結合力などを決定しています。

■ βラクタム系抗菌薬のハプテン化（そのままでは抗原とならない小分子がアルブミンを主とするタンパク質と結合することで抗原と認識されること）には、**図2b**に示したような**βラクタム環の開裂**が伴います。また抗原と認識される部位は、中心の化学構造（**図2b**点線枠）と側鎖の化学構造（**図2b**実線枠）にあると考えられています。すなわちハプテン化した際の**中心構造**もしくは**側鎖構造の類似性**が交差反応に関与しています。

■ ペニシリン系抗菌薬はその化学構造からセフェム系抗菌薬よりもハプテン化しやすいこと

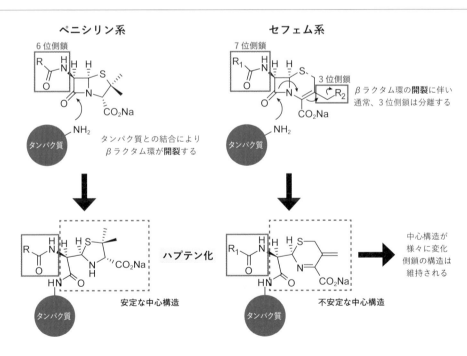

ペニシリン系の6位側鎖とセフェム系の7位側鎖はハプテン化されても分離しないため、
この6位側鎖の化学構造と7位側鎖の化学構造の類似性が交差反応に関与する。
セフェム系の3位側鎖が分離しない反応もわずかにあるため、
それに関連したセフェム系同士の交差反応もある。

図2b　ペニシリン系とセフェム系抗菌薬のハプテン化の模式図

（文献35より引用改変）

表3　ペニシリン系とセフェム系抗菌薬の側鎖構造の比較

列グループ：CEX〜CDTR-PI＝内服セフェム系、CEZ〜CTLZ＝注射セフェム系、AZT＝※（モノバクタム系）、PCG〜PIPC＝ペニシリン系。

略号	一般名	CEX	CCL	CXM-AX	CXD	CFIX	CFDN	CPDX-PR	CFTM-PI	CFPN-PI	CDTR-PI	CEZ	CTM	CMZ	CPZ	CTX	CTRX	CAZ	CFPM	CZOP	CPR	CTLZ	AZT	PCG	ABPC	AMPC	MCIPC	PIPC
CEX	セファレキシン		7																					△	6/7	6/7'		
CCL	セファクロル	7																						△	6/7	6/7'		
CXM-AX	セフロキシム									3						△												
CXD	セフロキサジン																											
CFIX	セフィキシム						3																					
CFDN	セフジニル					3																						
CPDX-PR	セフポドキシム								7		7					7	7		7	7'	7							
CFTM-PI	セフテラム							7			7					7	7		7	7'	7							
CFPN-PI	セフカペン			3																								
CDTR-PI	セフジトレン							7	7							7	7		7	7'	7							
CEZ	セファゾリン																											
CTM	セフォチアム																											
CMZ	セフメタゾール														3													
CPZ	セフォペラゾン													3														6/7'
CTX	セフォタキシム			△				7	7		7						7		7	7'	7	7'						
CTRX	セフトリアキソン							7	7		7					7			7	7'	7							
CAZ	セフタジジム																		△			7	3/7					
CFPM	セフェピム							7	7		7					7	7	△		7'	7							
CZOP	セフォゾプラン							7'	7'		7'					7'	7'		7'		7'							
CPR	セフピロム							7	7		7					7	7		7	7'								
CTLZ	セフトロザン															7'		7					3/7					
AZT	アズトレオナム																	3/7				3/7						
PCG	ベンジルペニシリン	△	△																						□	□	□	□
ABPC	アンピシリン	6/7	6/7																					□		□	□	□
AMPC	アモキシシリン	6/7'	6/7'																					□	□		□	□
MCIPC	クロキサシリン																							□	□	□		□
PIPC	ピペラシリン														6/7'									□	□	□	□	

7：セフェム系 7 位側鎖が同一（' は類似側鎖）。
3：セフェム系 3 位側鎖が同一。
3/7：アズトレオナム 3 位側鎖とセフェム系 7 位側鎖が同一（' は類似側鎖）。
6/7：ペニシリン系 6 位側鎖とセフェム系 7 位側鎖が同一（' は類似側鎖）。
△：類似側鎖をもたないが交差反応が報告されているもの。
□：ペニシリン系同士は側鎖構造に依存しない交差反応のリスクがある。
※モノバクタム系

（文献 36-38 より引用改変）

が知られています。また、βラクタム環が開裂しても安定な構造を維持できるために、ハプテン化したペニシリン系抗菌薬は**同じ中心構造**をもちます。ペニシリン系同士の交差反応は主にこの同一の中心構造に起因しています[35]。

■ セフェム系抗菌薬では、ハプテン化の初期の反応でβラクタム環の開裂に伴って、多くの場合に 3 位側鎖が排除されます。またセフェム系抗菌薬はハプテンとなるまでに様々な反

応を伴い、**多様な中心構造**をとることがわかっています。その際、7位側鎖は排除されず、その化学構造もほとんど変化しません。そのため、セフェム系抗菌薬同士の交差反応は主に**7位側鎖の化学構造の類似性**に起因しています[35]。

■ すなわち、ペニシリン系抗菌薬同士の交差反応は**同一の中心構造**に起因する一方で、セフェム系抗菌薬同士は**類似した側鎖構造**に起因します。またペニシリン系とセフェム系抗菌薬の交差反応には**側鎖構造の類似性**が関係します。その交差反応の発生頻度は、類似側鎖構造の有無によって40%程度から1%未満まで変化すると報告されています。

■ **表3**にペニシリン系とセフェム系抗菌薬の側鎖の類似性をまとめました[36-38]。この表を参考にセフェム系抗菌薬同士もしくはペニシリン系とセフェム系抗菌薬の交差反応を予測し、代替可能なβラクタム系抗菌薬を選択できます。

■ 米国小児科学会は、ペニシリンアレルギーをもつ小児には類似の側鎖構造をもたないセフェム系抗菌薬の投与は可能としています。また、セフェム系抗菌薬にアレルギーをもつ小児には類似の側鎖構造をもたないペニシリン系抗菌薬またはセフェム系抗菌薬の投与が可能としています[36]。

■ 周術期に使用されるセファゾリン（CEZ）は、ペニシリン系抗菌薬や他のセフェム系抗菌薬と**類似の側鎖構造をもたない**ため、交差反応は少ないと考えられています[39]。そのため、βラクタム系抗菌薬による重症のアレルギー歴や、セファゾリンそのものにアレルギーのある患者以外では、安全に周術期に使用できると報告されています[40][41]。

他のβラクタム系抗菌薬の即時型アレルギーにおける交差反応

■ ペニシリンアレルギーの既往のある患者でカルバペネム系抗菌薬にアレルギーを示す患者は**0.5%未満**と報告されています。そのためペニシリンアレルギーの患者にカルバペネム系抗菌薬は代替薬として比較的安全に使用できます。セフェムアレルギー患者へのカルバペネム系抗菌薬投与の安全性情報は不足しているものの、ペニシリンアレルギー患者と同等と考えられています[42-44]。

■ **カルバペネム系抗菌薬**は忍容性が高く、アレルギー反応のリスクは**非常に低い**ことが知られています[45-47]。カルバペネムアレルギーの発生頻度が低いため特定のリスク因子は不明なままです。そして、ペニシリンアレルギーもしくはセフェムアレルギーの患者でもカルバペネム系抗菌薬のリスクは高くないと考えられています。

■ カルバペネム系抗菌薬同士のアレルギー反応についても報告が少なく不明確ですが、交差反応のリスクは**低い**と考えられています。そのため、カルバペネムアレルギーの患者に他の代替抗菌薬が耐性菌治療などのために使用できない場合には、異なるカルバペネム系抗菌薬を慎重に投与することができます[44]。

■ モノバクタム系抗菌薬に唯一分類される**アズトレオナム（AZT）**は、他のβラクタム系抗菌薬と中心構造が異なるため（βラクタム環に隣接する環状構造がない）、他のβラクタム系抗菌薬と交差反応を示しません。そのためアズトレオナムはβラクタムアレルギーの患者に代替薬として安全に使用できます。ただし、アズトレオナムは**セフタジジム（CAZ）**

と同一の、**セフトロザン（CTLZ）**と類似の側鎖構造をもつため、これらの抗菌薬にアレルギー反応を示す患者には代替薬として使用できません [48]。

■ βラクタマーゼ阻害薬もその化学構造の中にβラクタム環があります。**スルバクタム（SBT）**の中心構造はペニシリン系抗菌薬と非常に類似しており、アンピシリン（ABPC）との交差反応が報告されています。スルバクタムアレルギーも報告されているため、スルバクタム／アンピシリン（SBT/ABPC）にアレルギーの既往がある患者に、スルバクタム／セフォペラゾン（SBT/CPZ）を投与する際には注意が必要です [49]。一方で**クラブラン酸（CVA）**はβラクタム環に隣接している構造がペニシリン系やセフェム系抗菌薬とは異なるため、それらとは交差反応を起こしません。また**タゾバクタム（TAZ）**のアレルギー反応の報告はなく、βラクタム系抗菌薬との交差反応も知られていません [50]。

■ ニューキノロン系抗菌薬やアミノグリコシド系抗菌薬のようなβラクタム系以外の抗菌薬は、βラクタム系抗菌薬と交差反応を起こさないため代替薬として安全に使用できます。そのため、アレルギー反応の詳細が得られない場合や、アナフィラキシーなどの重症の即時型アレルギーの既往がある場合には、これらの抗菌薬を代替薬として使用します。

βラクタム系抗菌薬の遅延型アレルギーにおける交差反応

■ βラクタム系抗菌薬による **SJS** や **TEN**、**DIHS**、**AGEP** のような重症の遅延型アレルギーの既往がある場合には、どの**βラクタム系抗菌薬**も**避ける**必要があります。ただし原因抗菌薬がアズトレオナムでない場合、アズトレオナムは安全に使用することができます [51]。また、ニューキノロン系やアミノグリコシド系抗菌薬のような**βラクタム系以外の抗菌薬**も代替薬として安全に使用することができます。

■ 対症療法のみで消失するような軽度の薬疹で、原因抗菌薬がペニシリン系とセフェム系の場合は、**異側鎖セフェム系抗菌薬**と**カルバペネム系抗菌薬**を安全に使用することができます。原因抗菌薬がカルバペネム系の場合には、ペニシリン系とセフェム系抗菌薬が安全に使用できます。

βラクタム系以外の抗菌薬における交差反応

■ ニューキノロン系抗菌薬のうち、**モキシフロキサシン（MFLX）**では即時型アレルギーの発生頻度が高く、**シプロフロキサシン（CPFX）**では遅延型アレルギーの発生頻度の高いことが知られています [52][53]。**レボフロキサシン（LVFX）**では上記2剤よりもアレルギーの発生頻度が低いものの、即時型と遅延型アレルギーは同程度であると言われています。また、これら3剤の即時型アレルギーの交差反応はほとんどないと考えられています [54]。

■ **アミノグリコシド系抗菌薬**でのアレルギーの発生頻度は低いと考えられています。アミノグリコシド系抗菌薬はストレプトマイシンを除き、初期に開発されたカナマイシンから、現在臨床でよく使用されている**ゲンタマイシン（GM）**、**トブラマイシン（TOB）**、**アミカシン（AMK）**まで共通の中心構造を有しています。そのため、アミノグリコシド系抗菌薬同士

の交差反応は起こりやすく、1 つのアミノグリコシド系抗菌薬にアレルギー反応を示す場合、他のアミノグリコシド系抗菌薬は使用できないと考えられています[55)56)]。

■ **マクロライド系抗菌薬**でのアレルギーの発生頻度は非常に低いと考えられています[57)]。マクロライド系抗菌薬は中心構造が類似していますが、**エリスロマイシン（EM）**と**クラリスロマイシン（CAM）**もしくは**アジスロマイシン（AZM）**との即時型アレルギーの交差反応はわずかな症例しか報告されていません[58)59)]。このため、マクロライド系抗菌薬での交差反応は現時点でほとんどないと考えられています[60)]。

■ ここで解説したニューキノロン系、アミノグリコシド系、マクロライド系抗菌薬のアレルギーの発生頻度は β ラクタム系抗菌薬よりも**低い**ことが知られています。この発生頻度の低さから交差反応のメカニズムやリスクが明確になっていません。

■ そのため交差反応の有無にかかわらず、重度のアレルギー反応（重症薬疹やアナフィラキシーなど）を起こした系統の抗菌薬は、他で代替できない場合を除いて避けるべきと考えます。耐性菌や特定の細菌の抗菌薬治療のために他の抗菌薬に代替できない場合、同系統の異なる抗菌薬の慎重な投与もしくは専門医による評価が必要と考えます。

患者が抗菌薬アレルギーと申告したらどうしたらよいか

■ 様々な理由から誤って抗菌薬アレルギーと思い込んでいる患者が多くいる一方で、真の抗菌薬アレルギーの患者がいるのも事実です。**表 4** に患者の医薬品アレルギーを正しく評価するための問診方法を示しています[61)62)]。これは抗菌薬にも適用できる方法です。

■ 医薬品アレルギーを申告する患者に、まずは「アレルギー症状の詳細を覚えていますか」と聞いてください。筆者の経験では、真の医薬品アレルギーを経験した患者は、多くの場合に**表 4** に示した事項を自発的に話してくれます。真の医薬品アレルギーでない患者ではあまり詳細を覚えていないことが多いです。

■ 医薬品アレルギーの詳細を明らかにすることで、その後の対応方法が変わってきます。そのため抗菌薬アレルギーを申告する患者にも**表 4** の問診方法を参考に、患者のアレルギーの型や重症度、原因薬剤を必ず確認します。

■ 抗菌薬による特定の副作用（消化器症状のみや頭痛）や家族歴のみであれば、それらの抗菌薬は安全に使用できます。しかし、アレルギー反応かどうかの判断に悩むような場合や詳細が確認できないような場合には、系統の異なる抗菌薬の選択がよいと考えます。

■ 医薬品アレルギーの確実な診断には、専門医による皮膚テストが必要となります。即時型アレルギーであれば**プリックテスト、スクラッチテスト、皮内テスト**、遅延型であれば**パッチテスト**を行います[63)]。また遅延型アレルギーでは患者の血液と原因薬剤を反応させて検査する **DLST**（Drug-induced lymphocyte stimulation test：薬剤誘発性リンパ球刺激試験）も用いられます。

■ 一方で抗菌薬の投与は緊急的に開始されることが多く、抗菌薬アレルギーの疑われる患者に上記のようなテストを投与前に行うことは困難です。そのため患者（および家族など）への**問診と病歴の確認**が重要となります。特に β ラクタムアレルギーを訴える患者では、

表4　医薬品アレルギーを訴える患者への問診

①「アレルギー症状の詳細を覚えていますか？」
症状の鑑別：
・広範囲でない皮疹（軽症の即時型）
・播種状紅斑丘疹型の皮疹（軽症の遅延型）
・呼吸器症状や循環器症状（アナフィラキシー症状：重症の即時型）
・目や口、唇、舌の急激な腫れ（血管性浮腫：重症の即時型）
・目や唇など粘膜の水疱や潰瘍（重症薬疹：重症の遅延型）
・皮膚の剥離（重症薬疹：重症の遅延型）
・汎血球減少などの血球系の異常や糸球体腎炎などの臓器障害（II型またはIII型）

②「何年前に起きたことですか？　薬を使用してからどれくらいで起きましたか？」
時間経過の確認：
・症状が起きた時期（1年以内、5年前、10年前）
・薬剤使用から症状発現までの時間（分、時間、日、週）

③「症状が起きたとき、どうしましたか？　その後の経過はどうですか？」
経過と治療の確認：救急搬送、入院治療、外来通院、自然軽快

④「ほかに使用していた薬はありますか？」
併用薬の確認：同時期に服用していた他の薬剤

⑤「アレルギー症状が出た後に、抗菌薬を使用したことがありますか？」
その後の確認：同一・同系統の抗菌薬使用歴、症状再燃の有無

・問診①-③：症状と発症までの時間経過、そのときの対処方法からアレルギーの型と重症度を判断します。抗菌薬アレルギーでは即時型（I型）または遅延型（IV型）の頻度が高いため、これを意識して問診します。II・III型アレルギーや重症薬疹（SJS、TEN、DIHS、AGEP）はまれですが、このようなアレルギーの既往がある場合には同じ系統の抗菌薬の投与は避けるべきです。
・問診④、⑤：同時期に使用していた薬剤がある場合には、その薬剤によるアレルギーの可能性もあります。アレルギー症状が出現した後に、同系統の別の抗菌薬が（偶発的に）使用されアレルギー症状がなければ、少なくともその抗菌薬によるアレルギーは否定的です。同系統抗菌薬の交差反応の頻度が影響するため、必ずしもその系統のアレルギーの否定ではないことに注意が必要です。特にβラクタム系では交差反応が複雑なため、使用された抗菌薬とアレルギー反応の有無から使用できるβラクタム系抗菌薬を検討する必要があります。

（文献61、62より引用改変）

　アレルギーの型、重症度、原因抗菌薬によって対応が変わってくるので注意が必要です。以降はβラクタムアレルギーの患者への対応について解説します。
■**表5**にはβラクタムアレルギーの重症度分類と原因抗菌薬別の対応を示しています[64-66]。**重度のβラクタムアレルギーはII型、III型、重症IV型（重症薬疹）と5年以内のアナフィラキシーで、すべてのβラクタム系抗菌薬を避け、代替抗菌薬を使用します。**
■**中等度はI型アレルギー**（発生から5年を超えたアナフィラキシーを含む）と患者や家族などから詳細情報が得られないアレルギー反応です。代替抗菌薬に加えてカルバペネム系抗菌薬など（原因抗菌薬により異なる）も使用できます。代替抗菌薬以外を使用する場合、交差反応のリスクがわずかにあるため、初回投与時には**アレルギー症状に適切に対処で**

表5　βラクタムアレルギー患者の重症度分類と原因抗菌薬別の対応

重症度	主なアレルギー型	主な症状	原因抗菌薬	対応策
重度	II型・III型・重症IV型アレルギー	・II型：溶血性貧血、血小板減少など ・III型：血清病、糸球体腎炎など ・重症IV型：DIHS、SJS、TEN、AGEP ・5年以内のアナフィラキシー（I型）	ペニシリン系	**代替抗菌薬[※1]を使用。** βラクタム系抗菌薬を避ける。
			第1/第2世代セフェム系	
			第3/第4世代セフェム系	
			カルバペネム系	
中等度	I型アレルギー	・アナフィラキシー（＞5年） ・血管性浮腫 ・喉頭浮腫、喘鳴 ・蕁麻疹 ・血圧低下 ・患者、家族より詳細の得られないアレルギー反応	ペニシリン系[※2]	**代替抗菌薬[※1]もしくはカルバペネム系抗菌薬[※3]を使用。** 異側鎖セフェム系はTest Doseで使用可。
			第1/第2世代セフェム系	
			第3/第4世代セフェム系	**代替抗菌薬[※1]もしくはカルバペネム系抗菌薬[※3]を使用。** ペニシリン系と異側鎖セフェム系はTest Doseで使用可。
			カルバペネム系	**代替抗菌薬[※1]、ペニシリン系[※3]、セフェム系抗菌薬[※3]を使用。** カルバペネム系はTest Doseで使用可。
軽度	軽症のI型・IV型アレルギー	・皮疹のない瘙痒、瘙痒のない皮疹 ・播種状紅斑丘疹 ・10年以上前の不明な反応 ・粘膜病変/表皮壊死/臓器障害がなく医療介入が不要であった不明な反応	ペニシリン系[※2]	**異側鎖セフェム系もしくはカルバペネム系抗菌薬を使用。** ペニシリン系はTest Doseで使用可。
			セフェム系	
			カルバペネム系	**ペニシリン系もしくはセフェム系抗菌薬を使用。** カルバペネム系はTest Doseで使用可。

・上記内容はあくまで文献として報告されている方法であるため、患者へ適用する際には施設のコンセンサスが必要な場合がある。
※1 代替抗菌薬：βラクタム系以外の抗菌薬とアズトレオナム（アズトレオナムはセフタジジムもしくはセフトロザンアレルギーでは使用不可）。
※2 アモキシシリンチャレンジにてペニシリンアレルギーが否定された場合には、βラクタム系抗菌薬が使用できる。
※3 初回投与時は、緊急対応の準備を整えてから投与し、投与中および投与後の患者状態の観察が望ましい（呼吸や循環状態が不安定な場合はTest Doseを考慮）。

（文献64-66より引用改変）

きる体制（酸素、エピネフリン、ジフェンヒドラミンなどの必要な薬品などの準備、患者の適切な観察）を整えたうえでの投与がより安全です。
■ また、ペニシリンアレルギーの患者では**アモキシシリンチャレンジ**（後述）の実施も検討します。異側鎖セフェム系などを使用する場合には**Test Dose**と呼ばれる方法を実施し、

安全に投与できるか否かを確認する必要があります（後述）。

- **軽度**は軽症のⅠ型もしくはⅣ型アレルギー、10年以上前に発生した詳細不明な反応や医療介入の不要であった反応で、**異側鎖セフェム系抗菌薬**など（原因抗菌薬により異なる）を安全に使用できます。

- 患者が軽度もしくは中等度（ここではアナフィラキシーを除く）の**ペニシリンアレルギーのみ**を訴える場合、**表6**に示した**アモキシシリンチャレンジ**と呼ばれる方法でアレルギー反応を確認することができます。

- これは患者に直接アレルゲンを投与する方法のため、実施に当たってはインフォームド・コンセントの実施と起こりうるアレルギー症状に適切に対処できる体制を整える必要があります[67)68)]。

- **表6**に示したように、**軽度**ペニシリンアレルギーの症状を訴える患者には250 mgの**アモキシシリン**を内服してもらい、内服後60分まで状態を観察します。軽度の患者のうち、妊婦と呼吸や循環状態が不安定な患者は次に示す**中等度**ペニシリンアレルギーの患者と同じ方法で行います。

表6　アモキシシリンチャレンジ

緊急対応の準備を必ず行ったうえで実施すること。 可能な限り患者のβ遮断薬とACE阻害薬を中止する。
・軽度のペニシリンアレルギーの患者 　①250 mgのAMPCを内服してもらう。 　②投与直前/30分後/60分後にバイタルサイン/皮膚所見/患者状況を観察。 　③異常がない場合に限り、βラクタム系抗菌薬の使用が可能。
・アナフィラキシー以外の中等度ペニシリンアレルギーの患者 ・軽度ペニシリンアレルギーで呼吸もしくは循環状態の不安定な患者、妊婦 　①25 mgのAMPCを内服してもらう。 　②投与直前/30分後/60分後にバイタルサイン/皮膚所見/患者状況を観察。 　③異常がない場合に限り、250 mgのAMPCを内服してもらい②と同様に観察。 　④異常がない場合に限り、βラクタム系抗菌薬の使用が可能。

（文献67、68より引用改変）

表7　Test Dose

緊急対応の準備を必ず行ったうえで実施すること。 可能な限り患者のβ遮断薬とACE阻害薬を中止する。
①通常量の1/10（注射）もしくは1/4（内服）量を投与。 　・注射薬では全薬液の1/10量をシリンジでとり5-10分かけて静注する。 　・内服薬では散剤などで投与量を調節し服用してもらう。 ②投与直前/30分後/60分後にバイタルサイン/皮膚所見/患者状況を観察。 ③異常がない場合に限り、残りの全量を投与し②と同様に観察。 ④異常がない場合に限り、次回より通常どおりの抗菌薬治療を開始。

（文献64-66より引用改変）

- **中等度**の症状を訴える患者では、まず 25 mg のアモキシシリンを内服してもらい、内服後 60 分まで状態を観察します。異常がなければ、続けて 250 mg のアモキシシリンを内服してもらい同様に観察します。異常が観察されなければ、患者のペニシリンアレルギーを否定できます [67)68)]。
- アモキシシリンチャレンジのような方法を、他の抗菌薬でも対応可能としたのが "Test Dose" と呼ばれる方法です。これは実際に使用する抗菌薬を事前に少量投与して行う方法で、**表 7** に示したように実施します。
- すなわち、注射薬では投与量の **10 分の 1 量**を、内服薬では **4 分の 1 量**を投与し、投与後 60 分まで患者の状態を観察します。異常がないことを確認した後に残量をすべて投与し同様に観察します。再度異常が観察されなければ、投与した抗菌薬は次回より安全に使用できます [64-66)]。この場合にもアレルギー症状に対応できる体制を整えて実施します。
- **図 3** には β ラクタムアレルギー患者への対応を図解しています [16)64-66)]。β ラクタムアレルギーを訴える患者には、「**アレルギー症状の詳細を覚えていますか**」と聞いてアレルギー反応の病歴を確認します。患者の訴える症状がアレルギー反応でなければ β ラクタム系抗菌

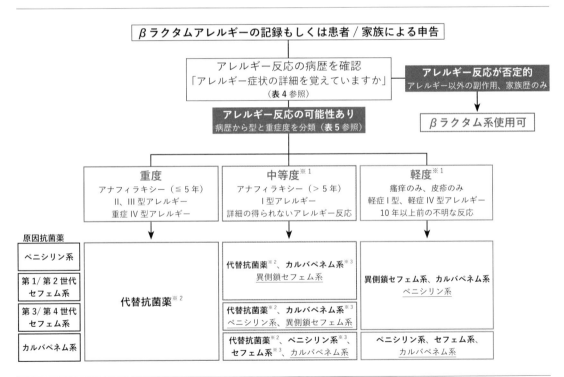

図 3　β ラクタムアレルギー患者への対応

・上記内容はあくまで文献として報告されている方法のため、患者へ適用する際に施設のコンセンサスが必要な場合がある。下線の抗菌薬は Test Dose の実施が必要。**太字の抗菌薬**は初回より治療量の投与可。

※ 1 アモキシシリンチャレンジにてペニシリンアレルギーが否定された場合には β ラクタム系抗菌薬が使用できる。

※ 2 代替抗菌薬：β ラクタム系以外の抗菌薬とアズトレオナム（アズトレオナムはセフタジジムもしくはセフトロザンアレルギーでは使用不可）。

※ 3 初回投与時は、緊急対応の準備を整えてから投与し、投与中および投与後の患者状態の観察が望ましい（呼吸や循環状態が不安定な場合は Test Dose を考慮）。

（文献 16、64-66 を参考に作成）

表8　βラクタムアレルギーでの代替抗菌薬

グラム陽性菌	グラム陰性菌	嫌気性菌
CLDM VCM ST LVFX DOXY/MINO カルバペネム系※	CPFX GM/TOB/AMK ST FOM AZT カルバペネム系※	CLDM MNZ カルバペネム系※

※ II 型、III 型、重症 IV 型では避ける。カルバペネム系へのアレルギーの場合は、慎重に投与する。

・感染症別の代替抗菌薬の例（**起因菌に応じて抗菌薬を選択する**）
　- 肺炎：LVFX（注射 / 内服）
　- 尿路感染症：ST（内服）、CPFX（注射 / 内服）
　- 血流感染症：VCM + AZT（注射）
　- 皮膚軟部組織感染症：ST（内服）、CLDM（注射 / 内服）

薬は**使用可能**です。一方で、アレルギー反応が否定できなければ、重症度に応じた使用可能な抗菌薬を決定します（詳細は**表5**を参照）。

■ 重度のβラクタムアレルギーでは**βラクタム系以外**の抗菌薬を使用します。**表8**に標的とする細菌別に代替となる抗菌薬を示しています。標的とする細菌と感染症に応じて抗菌薬を選択します。

■ アズトレオナムはβラクタム系に分類されますが、他のβラクタム系と交差反応を示さないため代替薬として使用できます。ただし、前述のようにアズトレオナムはセフタジジムまたはセフトロザンアレルギーの患者では使用できません。

■ 以上のように抗菌薬アレルギーを訴える患者への対応は複雑で、慎重を期する状況があります。医療者は患者の訴えを鵜呑みにすることなく、患者の訴えるアレルギー症状を**的確に評価**することが必要です。そして、抗菌薬アレルギーが確実であれば、**安全のために**適切な対応を取ります。抗菌薬アレルギーではない場合には、その誤った**レッテルを取り除く**ことも医療者がすべきことです。

文献

1）Zhou L, et al: *Allergy*. 2016 Sep; 71(9): 1305-13. **PMID: 26970431**

2）Macy E, Poon KYT: *Am J Med*. 2009 Aug; 122(8): 778. e1-7. **PMID: 19635279**

3）Macy E, et al: *J Allergy Clin Immunol*. 2014 Mar; 133(3): 790-6. **PMID: 24188976**

4）Picard M, et al: *J Allergy Clin Immunol Pract*. 2013; 1(3): 252-7. **PMID: 24565481**

5）Macy E, Ho NJ: *Ann Allergy Asthma Immunol*. 2012; 108(2): 88-93. **PMID: 22289726**

6）Park M, et al: *Ann Allergy Asthma Immunol*. 2006 Nov; 97(5): 681-7. **PMID: 17165279**

7）Macy E, Ngor EW: *J Allergy Clin Immunol Pract*. 2013; 1(3): 258-63. **PMID: 24565482**

8）Sacco KA, et al: *Allergy*. 2017; 72(9): 1288-96. **PMID: 28370003**

9）Trubiano JA, et al: *JAMA*. 2017 Jul 4; 318(1): 82-3. **PMID: 28672303**

10）Joint Task Force on Practice Parameters: *Ann Allergy Asthma Immunol*. 2010; 105(4): 259-73. **PMID: 20934625**

11）Sade K, et al: *Clin Exp Allergy*. 2003 Apr; 33(4): 501-6. **PMID: 12680867**

12）MacFadden DR, et al: *Clin Infect Dis*. 2016 Oct 1; 63(7): 904-10. **PMID: 27402820**

13）Blumenthal KG, et al: *BMJ*. 2018 Jun 27; 361: k2400. **PMID: 29950489**

14）Vyles D, et al: *Acad Pediatr*. 2017; 17(3): 251-5. **PMID: 28274586**

15）厚生労働省：平成 22 年度リウマチ・アレルギー相談員養成研修会テキスト, 2010, p.5-14.

16）Chang C, et al: *Clin Rev Allergy Immunol*. 2012 Aug; 43(1-2): 84-97. **PMID: 21789743**

17）日本アレルギー学会：アナフィラキシーガイドライン, 2014, p.1.

18）厚生労働省：重篤副作用疾患別対応マニュアル アナフィラキシー（平成 20 年 3 月［令和元年 9 月改定］）
https://www.mhlw.go.jp/topics/2006/11/dl/tp1122-1h01_r01.pdf

19）Dhopeshwarkar N, et al: *J Allergy Clin Immunol Pract*. 2019 Jan; 7(1): 103-11. **PMID: 29969686**

20）Blanca M, et al: *J Allergy Clin Immunol*. 1999 May; 103(5 Pt 1): 918-24. **PMID: 10329829**

21）Sullivan TJ, et al: *J Allergy Clin Immunol*. 1981 Sep; 68(3): 171-80. **PMID: 6267115**

22）Blanca M, et al: *Allergy*. 2009 Feb; 64(2): 183-93. **PMID: 19133923**

23）Hashizume H, et al: *J Dermatol*. 2020; 47(2): 169-73. **PMID: 31782184**

24）Demoly P, et al: *Allergy*. 2014; 69(4): 420-37. **PMID: 24697291**

25）Stern RS: *N Engl J Med*. 2012 Jun 28; 366(26): 2492-501. **PMID: 22738099**

26）厚生労働省：重篤副作用疾患別対応マニュアル 薬剤過敏症症候群（平成 19 年 6 月）.
https://www.mhlw.go.jp/topics/2006/11/dl/tp1122-1a09.pdf

27）厚生労働省：重篤副作用疾患別対応マニュアル スティーブンス・ジョンソン症候群（皮膚粘膜眼症候群）（平成 18 年 11 月［平成 29 年 6 月改定］）.
https://www.mhlw.go.jp/topics/2006/11/dl/tp1122-1a21.pdf

28）厚生労働省：重篤副作用疾患別対応マニュアル中毒性表皮壊死融解症（中毒性表皮壊死症）（ライエル症候群、ライエル症候群型薬疹）（平成 18 年 11 月［平成 29 年 6 月改定］）.
https://www.mhlw.go.jp/topics/2006/11/dl/tp1122-1a25.pdf

29）重症多形滲出性紅斑ガイドライン作成委員会：日皮会誌. 2016; 126(9): 1637-85（重症多形滲出性紅斑 スティーヴンス・ジョンソン症候群・中毒性表皮壊死症診療ガイドライン）.

30）厚生労働省：重篤副作用疾患別対応マニュアル 急性汎発性発疹性膿疱症（平成 21 年 5 月）.
https://www.mhlw.go.jp/topics/2006/11/dl/tp1122-1a13.pdf

31）Mockenhaupt M, et al: *J Invest Dermatol*. 2008; 128(1): 35-44. **PMID: 17805350**

32）Trubiano JA, et al: *J Allergy Clin Immunol Pract*. 2016; 4(6): 1187-93. **PMID: 27283055**

33）Romano A, et al: *J Allergy Clin Immunol Pract*. 2018 Sep-Oct; 6(5): 1662-72. **PMID: 29408440**

34）Romano A, et al: *Curr Allergy Asthma Rep*. 2016 Mar; 16(3): 24. **PMID: 26898316**

35）Perez-Inestrosa E, et al: *Curr Opin Allergy Clin Immunol*. 2005 Aug; 5(4): 323-30. **PMID: 15985814**

36）Pichichero ME: *Pediatrics*. 2005 Apr; 115(4): 1048-57. **PMID: 15805383**

37）DePestel DD, et al: *J Am Pharm Assoc* (2003). 2008 Jul-Aug; 48(4): 530-40. **PMID: 18653431**

38）Dickson SD, et al: *Clin Rev Allergy Immunol*. 2013 Aug; 45(1): 131-42. **PMID: 23546989**

39）Pipet A, et al: *Clin Exp Allergy*. 2011 Nov; 41(11): 1602-8. **PMID: 22093010**

40）Vaisman A, et al: *J Antimicrob Chemother*. 2017 Sep 1; 72(9): 2657-60. **PMID: 28605452**

41）Beltran RJ, et al: *J Pediatr Surg*. 2015 May; 50(5): 856-9. **PMID: 25783308**

42）Romano A, et al: *Ann Intern Med*. 2007 Feb 20; 146(4): 266-9. **PMID: 17310050**

43）Cunha BA, et al: *J Chemother*. 2008 Apr; 20(2): 233-7. **PMID: 18467251**

44）Lee Y, Bradley N: *Pharmacy* (Basel). 2019 Aug 8; 7(3): 110. **PMID: 31398843**

45）Calandra GB, et al: *J Clin Pharmacol*. 1988 Feb; 28(2): 120-7. **PMID: 3283176**

46）Linden P: *Drug Saf*. 2007; 30(8): 657-68. **PMID: 17696578**

47）Redman R, File TM Jr: *Clin Infect Dis*. 2009 Aug 15; 49 Suppl 1: S28-35. **PMID: 19619019**

48）Romano A, et al: *J Allergy Clin Immunol*. 2010 Nov; 126(5): 994-9. **PMID: 20888035**

49）Kwon HJ, et al: *Contact Dermatitis*. 2006 Mar; 54(3): 176-8. **PMID: 16524448**

50）Stover KR, et al: *Pharmacy* (Basel). 2019 Jun 28; 7(3): 77. **PMID: 31261671**

51）Romano A, et al: *J Allergy Clin Immunol*. 2016 Jul; 138(1): 179-86. **PMID: 27016799**

52）Blanca-López N, et al: *Curr Opin Allergy Clin Immunol*. 2011 Aug; 11(4): 285-91. **PMID: 21659860**

53）Kulthanan K, et al: *Dermatitis*. 2011 May; 22(3): 155-60. **PMID: 21569745**

54）McGee EU, et al: *Pharmacy* (Basel). 2019 Jul 19; 7(3): 97. **PMID: 31330937**

55）Liippo J, Lammintausta K: *Contact Dermatitis*. 2008 Nov; 59(5): 268-72. **PMID: 18976376**

56）Childs-Kean LM, et al: *Pharmacy* (Basel). 2019 Aug 29; 7(3): 124. **PMID: 31470509**

57）Araújo L, Demoly P: *Curr Pharm Des*. 2008; 14(27): 2840-62. **PMID: 18991703**

58）Kruppa A, et al: *Dermatology*. 1998; 196(3): 335-6. **PMID: 9621142**

59）Milković-Kraus S, et al: *Contact Dermatitis*. 2007 Feb; 56(2): 99-102. **PMID: 17244078**

60）Shaeer KM, et al: *Pharmacy* (Basel). 2019 Sep 18; 7(3): 135. **PMID: 31540456**

61）Gonzalez-Estrada A, et al: *Cleve Clin J Med*. 2015 May; 82(5): 295-300. **PMID: 25973877**

62）Khan DA, Solensky R: *J Allergy Clin Immunol*. 2010; 125(2 Suppl 2): S126-S137. **PMID: 20176256**

63）矢上晶子, 松永佳世子 : アレルギー 2008; 57(5): 513-8.

64）Blumenthal KG, et al: *Ann Allergy Asthma Immunol*. 2015 Oct; 115(4): 294-300. e2. **PMID: 26070805**

65）Blumenthal KG, et al: *J Allergy Clin Immunol Pract*. 2017 May-Jun; 5(3): 616-25. e7. **PMID: 28483315**

66）Wolfson AR, et al: *Ann Allergy Asthma Immunol*. 2019 Jul; 123(1): 16-34. **PMID: 31009700**

67）Shenoy ES, et al: *JAMA*. 2019 Jan 15; 321(2): 188-99. **PMID: 30644987**

68）Livirya S, et al: *Intern Med J*. 2020 Jul 16. Epub ahead of print. **PMID: 32672891**

『抗菌薬 MAP』について

1

『抗菌薬 MAP』とは

■『抗菌薬 MAP』は、抗菌薬治療に必要な情報が 1 枚の紙面で確認できるようになっています。

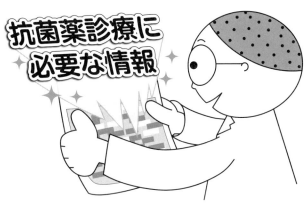

『抗菌薬 MAP』の内容・構成

■ 各行（横方向）は、臨床現場でよく出合う細菌で区切っています（**図1**）。

患者の状態に合わせて適宜減量すること。
抗菌薬は臨床よく用いられているもの、細菌は臨床上重要なものを抜粋。

❶スペクトル広い ＝ 強い抗菌薬ではない！

敗血症＝感染症による生体反応の結果として臓器障害を起こしている状態。
敗血症性ショック＝十分な輸液でもMAP≧65を維持するのに昇圧薬が必要で、乳酸値＞2mmol/L（18mg/dL）の場合。
qSOFA：2 点以上かつ感染症の場合に敗血症を疑う。**SIRS**：2 点以上でSIRSと診断する。

図1 『抗菌薬 MAP』の内容・構成（各行）

■ 各列（縦方向）は、抗菌薬で区切っています（図2）。

患者の状態に合わせて適宜減量すること。
抗菌薬は臨床上よく用いられているもの、細菌は臨床上重要なものを抜粋。

❶スペクトル広い＝強い抗菌薬ではない！

分類	菌種	細菌名	常在性	主な感染症	第1選択薬
グラム陽性球菌 GPC	ブドウ球菌 Staphylococcus	MRSA	上気道、皮膚	CRBSI 皮膚軟部組織感染症 感染性心内膜炎	VCM or DAP
		MSSA			CEZ
		S. epidermidis、CNS			VCM or CEZ
	レンサ球菌 Streptococcus	S. pneumoniae	上気道、皮膚	肺炎、中耳炎、髄膜炎 NSTI、咽頭炎	PCG or ABPC
		S. pyogenes			
	腸球菌 Enterococcus	E. faecalis	腸管	尿路感染症 感染性心内膜炎	ABPC
		E. faecium			VCM or TEIC
グラム陽性桿菌 GPR	Clostridium	C. difficile	○腸管	偽膜性大腸炎	MNZ
		C. tetani	×環境菌	破傷風	PCG
		C. perfringens	○腸管	ガス壊疽	
	Listeria	L. monocytogenes	×環境菌	髄膜炎、菌血症	ABPC
	Bacillus	B. cereus、B. subtilis	×環境菌	CRBSI	VCM
	Corynebacterium	C. striatum、C. jeikeium	○皮膚	CRBSI	VCM or DAP
グラム陰性桿菌 GNR	腸内細菌:PEK	P. mirabilis, E. coli, K. pneumoniae	腸管	尿路感染症 (K:肺炎、腸腰炎)	注射:CEZ 内服:CEX or CCL
	上気道通常在菌:HaM (Moraxellaは双球菌)	H. influenzae, M. catarrhalis	上気道	気管支炎、肺炎、中耳炎 (Ha:小児髄膜炎)	CTM
	腸内細菌:SPACE Serratia, Citrobacter, Enterobacter	S. marcescens, C. freundii, E. cloacae	△腸管	医療関連感染症 VAP	CTX or CTRX
	非発酵菌:SPACE Pseudomonas, Acinetobacter	P. aeruginosa	△環境菌	CAUTI CRBSI	抗緑膿菌薬 CAZ等
		A. baumannii	△環境菌		
	他非発酵菌:Stenotrophomonas	S. maltophilia	×環境菌		ST
	Neisseria グラム陰性球菌 GNC	N. meningitidis	△	髄膜炎(成人)	PCG
		N. gonorrhoeae	咽頭	淋病	CTRX
嫌気性菌 横隔膜より	上	Prevotella sp.	○口腔	誤嚥性肺炎、肺膿瘍	SBT/ABPC
		Peptostreptococcus sp.	○口腔		
	下	B. fragilis	○腸管	肝膿瘍、腹膜炎	MNZ
細胞内寄生性菌		Legionella sp.		非定型肺炎	AZM or LVFX
		Mycoplasma sp.、Chlamydia sp.	×		

敗血症＝感染症による生体反応の結果として臓器障害を起こしている状態。
敗血症性ショック＝十分な輸液でもMAP≧65を維持するために昇圧薬が必要で、乳酸値＞2mmol/L(18mg/dL)の場合。

抗MRSA薬 VCM等 ／ ペニシリン系（ベンジルペニシリン・アンピシリン・ピペラシリン・スルバクタム/アンピシリン・タゾバクタム/ピペラシリン）／ BL阻害薬配合（セファゾリン・ゾシン）／ 第1世代（CEZ）／ 第2世代（CTM・CMZ・FMOX）／ 第3世代（CTX・CTRX・SBT/...）

	PCG	ABPC	PIPC	SBT/ABPC	TAZ/PIPC	CEZ	CTM	CMZ	FMOX	CTX	CTRX	SBT/
VCM TEIC 保険適用用法用量	2-3MU x4-6	2g x4	3g x4	3g x4	4.5g x3	1g x3-4	1g x4	1g x4	1g x4	1g x4	1g x1-2	1g

図2 『抗菌薬MAP』の内容・構成（各列）

■「第一選択薬」とは、治療対象の細菌の感受性に問題がない場合に第一選択される抗菌薬のことです（図3）。

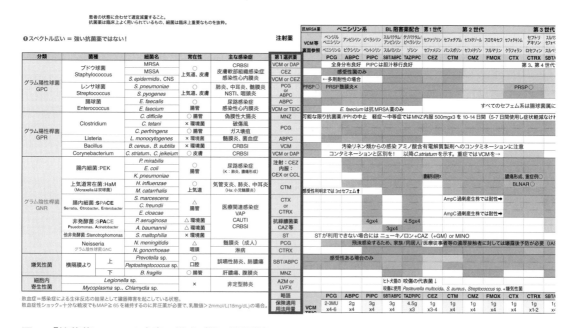

図3 『抗菌薬MAP』の内容・構成（第一選択薬）

■抗菌薬の用法用量は、保険適用の範囲内で記載しています（**図 4**）。

		PCG	ABPC	PIPC	SBT/ABPC	TAZ/PIPC	CEZ	CTM	CMZ	FMOX	CTX	CTRX	SBT/CPZ	CAZ	CFPM	CZOP	TAZ/CTLZ	PAPM/BP	IPM/CS	BIPM	DRPM	MEPM	AZT	CLDM	ST
SBT/ABPC	感受性ある場合のみ																								原虫には効果あり
MNZ																	+MNZ								
AZM or LVFX					ヒト犬猫の咬傷に使用	咬傷の代表菌↓ *Pasteurella multocida*、*S. aureus*、*Streptococcus* sp. +嫌気性菌																			
略語		PCG	ABPC	PIPC	SBT/ABPC	TAZ/PIPC	CEZ	CTM	CMZ	FMOX	CTX	CTRX	SBT/CPZ	CAZ	CFPM	CZOP	TAZ/CTLZ	PAPM/BP	IPM/CS	BIPM	DRPM	MEPM	AZT	CLDM	ST
保険適用用法用量	VCM	2-3MU x4-6	2g x4	3g x4	3g x4	4.5g x3	1g x3-4	1g x4	1g x4	1g x4	1g x4	1g x1-2	1g x4	1g x3-4	1g x2-4	1g x4	1.5g x3	0.5g x4	0.5g x3	0.3g x2	0.5g x3	1g x3	1g x4	600mg x3-4	トリメトプリム 5mg/kgx3
備考	TEIC ABK LZD TZD DAP 裏面へ	髄膜炎/IE NSTI 4MUx6	髄膜炎/IE 2gx6	重症/ 緑膿菌 4gx4	耐性アシネトバクター 6gx3-4 ⬆国内未承認	肺炎/FN 4.5gx4	重症 2gx3	国内のみ	国外⬇ 1-2g x2-4	国内のみ	髄膜炎 2gx4-6 国外重症 2gx3	重症/ 髄膜炎 2gx2	国外⬇ CPZとして 1gx2-4	髄膜炎/FN 2gx3 国外重症 2gx3	FN 2gx2 国外重症 2gx3	重症/ 髄膜炎 1gx4 国内のみ	敗血症/肺炎 3gx3 腹腔内は +MNZ		重症 0.5gx4 国外 1gx3-4	重症/FN 0.3gx4 国内のみ	重症 1gx3	髄膜炎 2gx3 国外重症 2gx3	国外⬇ 重症/ 髄膜炎 2gx3	NSTI 600mgx4 タンパク合成阻害作用あり	注射薬は PCPのみ 適応あり
		MU:100万単位	伝染性単核球症の患者には禁忌						ESBL○	オキサセフェム	小児髄膜炎 300mg/kg/日 分 4	胆泥注意	肝代謝		腎障害時 脳症注意		10mL溶解 → 11.4mL	バルプロ酸ナトリウム内服中の患者には併用禁忌	痙攣注意				CAZ、CTLZと側鎖類似		1Aを 75-125mLの 5%Glu/NSで希釈
腎機能別用法用量	腎機能障害 HD/CHDF 施行の患者では 初回投与は減量しない	**10-50** 1-2MU x4-6 2-3MUx6	**30-50** 2gx3 2gx4	**20-40** 2gx4 3gx4	**30-50** 3gx3	**20-40** 2.25gx4 4.5gx3	**30-50** 1gx3 2gx2	**30-60** 1gx3	**30-50** 1gx3	**20-40** 1gx2	**10-50** 1gx3 2gx3-4	肝腎共に障害のある患者では1日最大量2g	用法用量調節不要	**30-50** 1gx2-3 2gx2	**30-60** 1gx2-3 2gx2	**40-60** 1gx2	**30-50** 50%量 x3	**10-50** 1gx2	**30-50** 0.5gx2 0.5gx3	**10-50** 0.3gx2	**50-70** 0.5gx2 1gx2 **30-50** 0.25gx3 0.5gx3	**25-50** 1gx2 2gx2	**30-50** 1gx3	用法用量調節不要	**15-30** 5mg/kgx2
固定用量では個別化eGFR or eCLcrを利用			**10-30** 2gx2 2gx3		**15-30** 3gx2		**10-30** 1gx2 2gx2	**10-30** 1gx2	**10-30** 1gx2	**10-20** 1gx1				**15-30** 1gx1-2 2gx1	**10-30** 1gx1-2 1gx2	**20-40** 0.5-1gx2	**15-30** 25%量 x3		**10-30** 0.25gx2 0.5gx2		**10-30** 0.25gx2 0.25gx3	**10-25** 0.5gx2 1gx2	**10-30** 1gx2		
体格用量では標準化eGFRを利用		**<10** 1-2MUx4 2MUx4-6	**<10** 2gx1 2gx2	**<20** 2gx3 2gx4	**<15** 3gx1	**<20** 2.25gx3 2.25gx4	**<10** 1gx1 2gx1	**<10** 1gx1	**<10** 1gx1	**<10** 0.5gx1	**<10** 1gx1-2 2gx1-2	**<10** 1gx1 2gx1		**<15** 0.5-1gx1 1gx1	**<10** 0.5-1gx1 1gx1	**<20** 0.5-1gx1	**<15** 0.15gx3 0.45gx3	**<10** 1gx1	**<10** 推奨しない	**<10** 0.3gx1	**<10** 0.25gx1 0.25gx2	**<10** 0.5gx1 1gx1	**<10** 1gx1	重症肝機能障害患者では投与量を半量とする報告も	**<15** 推奨しないが 5mg/kgx1
		K1.5mEq/V	Na2.9mEq/g	Na1.9mEq/g	Na3.4mEq/g	Na2.1mEq/g	Na2.2mEq/g		Na2.2mEq/g	Na2.9mEq/g	Na2.2mEq/g	Na3.6mEq/g	Na2.9mEq/g	Na1.5mEq/g			Na10mEq/V	Na8.9mEq/g	Na3.3mEq/g			Na3.9mEq/g			
HDは腎機能別の最下段と同等にする。HD日はHD後に投与し記載ある場合は補充量をHD後に追加する	HD	⬆	⬆	⬆	⬆	⬆	⬆	⬆HD後 +0.5g	⬆	⬆HD後 +0.5g	⬆	⬆		⬆	⬆	⬆	⬆初回 0.75g-2.25g	⬆	推奨しない	⬆	⬆	⬆	⬆	❶注意 偽膜性大腸炎	⬆
	CRRT	1-2MUx4-6 2-3MUx6	2gx2 2gx3	2gx3 2gx4	3gx2	2.25gx3 2.25gx4	1gx2 2gx2	1gx2	1gx2	1gx1	1gx3 2gx3-4	通常量		1gx1-2 2gx1	1gx1-2 1gx2	1gx1	25%量 x3	1gx2	0.25gx2 0.5gx2	0.3g x3-4	0.25gx2 0.25gx3	0.5gx2 1gx2	1gx2		3.75-5mg/kg x2
小児1日投与量		10-15	100-200	50-125	60-150	225-337.5	20-50	40-80	25-100	60-80	50-100	20-60	40-80	40-100	100	40-80	国内外承認なし	30-60	30-80	国内外承認なし	60	30-60	40-80	15-25	8-12
最大量(mg/kg/day)		20-30	400	300		360	100	160	150	150	150	120	160	150	150	160		100	100		120	120	150	40	20
分割		分 4-6	分 3-4	分 2-4	分 3-4	分 3-4	分 2-3	分 3-4	分 2-4	分 3-4	分 3-4	分 1-2	分 2-4	分 2-4	分 2-3	分 3-4		分 3-4	分 3-4		分 3	分 3	分 2-4	分 3-4	分 3-4
タンパク結合率		58%	20%	23%	SBT:38%	TAZ:48%	80%	8%	84%	35%	66%	90%	90%	19%	18%	7%	19%	8%	20%	6%	8%	2%	58%	78%	T:42%
半減期		0.8hr	1.5hr	1.0hr	SBT:1.7hr	TAZ:1hr	2.0hr	1.8hr	0.9hr	0.8hr	1.1hr	7.3hr	1.6hr	1.8hr	2.0hr	1.8hr	2.7hr	1.3hr	1.0hr	1.0hr	1.0hr	1.0hr	1.8hr	3.0hr	11.0hr
尿中排泄率		73%	66%	68%	SBT:79%	TAZ:55%	70%	80%	95%	90%	67%	33%	27%	85%	85%	88%	90%	91%	70%	77%	70%	70%	68%	17%	64%
クリアランス L/hr		61.0	16.8	8.3	15.8	8.0	3.9	12.8	6.9	15.1	10.6	1.1	2.8	9.2	7.8	6.3	5.9	16.5	12.0	12.0	15.9	14.7	5.5	23.0	4.2
分布容積 L/kg		0.40	0.40	0.25	0.18	0.25	0.18	0.42	0.15	0.12	0.58	0.15	0.26	0.27	0.28	0.27	0.22	0.39	0.19	0.27	0.28	0.30	0.16	0.90	1.36

図 4　『抗菌薬 MAP』の内容・構成（抗菌薬の用法用量）

■用法用量について、添付文書に追記されている「難治性又は重症感染症」などの情報は「備考」欄に赤字で記載しています。また、それに対応する腎機能障害時の用法用量も赤字で記載しています（**図 5**）。

		PCG	ABPC	PIPC	SBT/ABPC	TAZ/PIPC	CEZ	CTM	CMZ	FMOX	CTX	CTRX	SBT/CPZ	CAZ	CFPM	CZOP	TAZ/CTLZ	PAPM/BP	IPM/CS	BIPM	DRPM	MEPM	AZT	CLDM	ST
SBT/ABPC	感受性ある場合のみ																								原虫には効果あり
MNZ																	+MNZ								
AZM or LVFX					ヒト犬猫の咬傷に使用	咬傷の代表菌↓ *Pasteurella multocida*、*S. aureus*、*Streptococcus* sp. +嫌気性菌																			
略語		PCG	ABPC	PIPC	SBT/ABPC	TAZ/PIPC	CEZ	CTM	CMZ	FMOX	CTX	CTRX	SBT/CPZ	CAZ	CFPM	CZOP	TAZ/CTLZ	PAPM/BP	IPM/CS	BIPM	DRPM	MEPM	AZT	CLDM	ST
保険適用用法用量	VCM	2-3MU x4-6	2g x4	3g x4	3g x4	4.5g x3	1g x3-4	1g x4	1g x4	1g x4	1g x4	1g x1-2	1g x4	1g x3-4	1g x2-4	1g x4	1.5g x3	0.5g x4	0.5g x3	0.3g x2	0.5g x3	1g x3	1g x4	600mg x3-4	トリメトプリム 5mg/kgx3
備考	TEIC ABK LZD TZD DAP 裏面へ	髄膜炎/IE NSTI 4MUx6	髄膜炎/IE 2gx6	重症/ 緑膿菌 4gx4	耐性アシネトバクター 6gx3-4 ⬆国内未承認	肺炎/FN 4.5gx4	重症 2gx3	国内のみ	国外⬇ 1-2g x2-4	国内のみ	髄膜炎 2gx4-6 国外重症 2gx3	重症/ 髄膜炎 2gx2	国外⬇ CPZとして 1gx2-4	髄膜炎/FN 2gx3 国外重症 2gx3	FN 2gx2 国外重症 2gx3	重症/ 髄膜炎 1gx4 国内のみ	敗血症/肺炎 3gx3 腹腔内は +MNZ		重症 0.5gx4 国外 1gx3-4	重症/FN 0.3gx4 国内のみ	重症 1gx3	髄膜炎 2gx3 国外重症 2gx3	国外⬇ 重症/ 髄膜炎 2gx3	NSTI 600mgx4 タンパク合成阻害作用あり	注射薬は PCPのみ 適応あり
		MU:100万単位	伝染性単核球症の患者には禁忌						ESBL○	オキサセフェム	小児髄膜炎 300mg/kg/日 分 4	胆泥注意	肝代謝		腎障害時 脳症注意		10mL溶解 → 11.4mL	バルプロ酸ナトリウム内服中の患者には併用禁忌	痙攣注意				CAZ、CTLZと側鎖類似		1Aを 75-125mLの 5%Glu/NSで希釈
腎機能別用法用量	腎機能障害 HD/CHDF 施行の患者では 初回投与は減量しない	**10-50** 1-2MU x4-6 2-3MUx6	**30-50** 2gx3 2gx4	**20-40** 2gx4 3gx4	**30-50** 3gx3	**20-40** 2.25gx4 4.5gx3	**30-50** 1gx3 2gx2	**30-60** 1gx3	**30-50** 1gx3	**20-40** 1gx2	**10-50** 1gx3 2gx3-4	肝腎共に障害のある患者では1日最大量2g	用法用量調節不要	**30-50** 1gx2-3 2gx2	**30-60** 1gx2-3 2gx2	**40-60** 1gx2	**30-50** 50%量 x3	**10-50** 1gx2	**30-50** 0.5gx2 0.5gx3	**10-50** 0.3gx2	**50-70** 0.5gx2 1gx2 **30-50** 0.25gx3 0.5gx3	**25-50** 1gx2 2gx2	**30-50** 1gx3	用法用量調節不要	**15-30** 5mg/kgx2
固定用量では個別化eGFR or eCLcrを利用			**10-30** 2gx2 2gx3		**15-30** 3gx2		**10-30** 1gx2 2gx2	**10-30** 1gx2	**10-30** 1gx2	**10-20** 1gx1				**15-30** 1gx1-2 2gx1	**10-30** 1gx1-2 1gx2	**20-40** 0.5-1gx2	**15-30** 25%量 x3		**10-30** 0.25gx2 0.5gx2		**10-30** 0.25gx2 0.25gx3	**10-25** 0.5gx2 1gx2	**10-30** 1gx2		
体格用量では標準化eGFRを利用		**<10** 1-2MUx4 2MUx4-6	**<10** 2gx1 2gx2	**<20** 2gx3 2gx4	**<15** 3gx1	**<20** 2.25gx3 2.25gx4	**<10** 1gx1 2gx1	**<10** 1gx1	**<10** 1gx1	**<10** 0.5gx1	**<10** 1gx1-2 2gx1-2	**<10** 1gx1 2gx1		**<15** 0.5-1gx1 1gx1	**<10** 0.5-1gx1 1gx1	**<20** 0.5-1gx1	**<15** 0.15gx3 0.45gx3	**<10** 1gx1	**<10** 推奨しない	**<10** 0.3gx1	**<10** 0.25gx1 0.25gx2	**<10** 0.5gx1 1gx1	**<10** 1gx1	重症肝機能障害患者では投与量を半量とする報告も	**<15** 推奨しないが 5mg/kgx1
		K1.5mEq/V	Na2.9mEq/g	Na1.9mEq/g	Na3.4mEq/g	Na2.1mEq/g	Na2.2mEq/g		Na2.2mEq/g	Na2.9mEq/g	Na2.2mEq/g	Na3.6mEq/g	Na2.9mEq/g	Na1.5mEq/g			Na10mEq/V	Na8.9mEq/g	Na3.3mEq/g			Na3.9mEq/g			
HDは腎機能別の最下段と同等にする。HD日はHD後に投与し記載ある場合は補充量をHD後に追加する	HD	⬆	⬆	⬆	⬆	⬆	⬆	⬆HD後 +0.5g	⬆	⬆HD後 +0.5g	⬆	⬆		⬆	⬆	⬆	⬆初回 0.75g-2.25g	⬆	推奨しない	⬆	⬆	⬆	⬆	❶注意 偽膜性大腸炎	⬆
	CRRT	1-2MUx4-6 2-3MUx6	2gx2 2gx3	2gx3 2gx4	3gx2	2.25gx3 2.25gx4	1gx2 2gx2	1gx2	1gx2	1gx1	1gx3 2gx3-4	通常量		1gx1-2 2gx1	1gx1-2 1gx2	1gx1	25%量 x3	1gx2	0.25gx2 0.5gx2	0.3g x3-4	0.25gx2 0.25gx3	0.5gx2 1gx2	1gx2		3.75-5mg/kg x2
小児1日投与量		10-15	100-200	50-125	60-150	225-337.5	20-50	40-80	25-100	60-80	50-100	20-60	40-80	40-100	100	40-80	国内外承認なし	30-60	30-80	国内外承認なし	60	30-60	40-80	15-25	8-12
最大量(mg/kg/day)		20-30	400	300		360	100	160	150	150	150	120	160	150	150	160		100	100		120	120	150	40	20
分割		分 4-6	分 3-4	分 2-4	分 3-4	分 3-4	分 2-3	分 3-4	分 2-4	分 3-4	分 3-4	分 1-2	分 2-4	分 2-4	分 2-3	分 3-4		分 3-4	分 3-4		分 3	分 3	分 2-4	分 3-4	分 3-4
タンパク結合率		58%	20%	23%	SBT:38%	TAZ:48%	80%	8%	84%	35%	66%	90%	90%	19%	18%	7%	19%	8%	20%	6%	8%	2%	58%	78%	T:42%
半減期		0.8hr	1.5hr	1.0hr	SBT:1.7hr	TAZ:1hr	2.0hr	1.8hr	0.9hr	0.8hr	1.1hr	7.3hr	1.6hr	1.8hr	2.0hr	1.8hr	2.7hr	1.3hr	1.0hr	1.0hr	1.0hr	1.0hr	1.8hr	3.0hr	11.0hr
尿中排泄率		73%	66%	68%	SBT:79%	TAZ:55%	70%	80%	95%	90%	67%	33%	27%	85%	85%	88%	90%	91%	70%	77%	70%	70%	68%	17%	64%
クリアランス L/hr		61.0	16.8	8.3	15.8	8.0	3.9	12.8	6.9	15.1	10.6	1.1	2.8	9.2	7.8	6.3	5.9	16.5	12.0	12.0	15.9	14.7	5.5	23.0	4.2
分布容積 L/kg		0.40	0.40	0.25	0.18	0.25	0.18	0.42	0.15	0.12	0.58	0.15	0.26	0.27	0.28	0.27	0.22	0.39	0.19	0.27	0.28	0.30	0.16	0.90	1.36

図 5　『抗菌薬 MAP』の内容・構成（用法用量の記述における赤字の意味）

■小児用量も、原則として国内での保険適用の範囲内で記載しています。ただし、一部の抗菌薬では海外での用量を記載しています（図 6）。

SBT/ABPC			感受性ある場合のみ																						原虫には効果あり
MNZ																	+MNZ								
AZM or LVFX					ヒト犬猫の咬傷に使用	咬傷の代表菌↓ *Pasteurella multocida*、*S. aureus*、*Streptococcus* sp. +嫌気性菌																			
略語	VCM TEIC ABK LZD TZD DAP 裏面へ	PCG	ABPC	PIPC	SBT/ABPC	TAZ/PIPC	CEZ	CTM	CMZ	FMOX	CTX	CTRX	SBT/CPZ	CAZ	CFPM	CZOP	TAZ/CTLZ	PAPM/BP	IPM/CS	BIPM	DRPM	MEPM	AZT	CLDM	ST
保険適用用法用量		2-3MU x4-6	2g x4	3g x4	3g x4	4.5g x3	1g x3-4	1g x4	1g x4	1g x4	1g x4	1g x1-2	1g x4	1g x3-4	1g x2-4	1g x4	1.5g x3	0.5g x4	0.5g x3	0.3g x2	0.5g x3	1g x3	1g x4	600mg x3-4	トリメトプリム 5mg/kgx3
備考		髄膜炎/IE NSTI 4MUx6	髄膜炎/IE 2gx6	重症/緑膿菌 4gx4	耐性アシネトバクター 6gx3-4 ↑国内未承認	肺炎/FN 4.5gx4	重症 2gx3	国内のみ	国外⬇ 1-2g x2-4	国内のみ	髄膜炎 2gx4-6 国外重症 2gx3	重症/髄膜炎 2gx2	国外⬇ CPZとして 1gx2-4	髄膜炎/FN 2gx3 国外重症 2gx3	FN 2gx2 国外重症 2gx3	重症/髄膜炎 1gx4 国内のみ	敗血症/肺炎 3gx3 腹腔内は+MNZ		重症 0.5gx4 国外 1gx3-4	重症/FN 0.3gx4 国内のみ	重症 1gx3	髄膜炎 2gx3 国外重症 2gx3	国外⬇ 重症/髄膜炎 2gx3	NSTI 600mgx4 タンパク合成阻害作用あり	注射薬はPCPのみ適応あり
		MU:100万単位	伝染性単核球症の患者には禁忌						ESBL○	オキサセフェム	小児髄膜炎 300mg/kg/日 分4	胆泥注意	肝代謝		腎障害時脳症注意		10mL溶解 → 11.4mL	バルプロ酸ナトリウム内服中の患者には併用禁忌	痙攣注意				CAZ、CTLZと側鎖類似		1Aを75-125mLの5%Glu/NSで希釈
腎機能別用法用量 固定用量では個別化eGFR or eCLcrを利用 体格用量では標準化eGFRを利用	腎機能障害HD/CHDF施行の患者では初回投与は減量しない	10-50 1-2MU x4-6 2-3MUx6 <10 1-2MUx4 2MUx4-6	30-50 2gx3 2gx4 10-30 2gx2 2gx3 <10 2gx1 2gx2	20-40 2gx4 3gx4 <20 2gx3 2gx4	30-50 3gx3 15-30 3gx2 <15 3gx1	20-40 2.25gx4 4.5gx3 <20 2.25gx3 2.25gx4	30-50 1gx3 2gx2 10-30 1gx2 2gx2 <10 1gx1 2gx1	30-60 1gx3 10-30 1gx2 <10 1gx1	30-50 1gx3 10-30 1gx2 <10 1gx1	20-40 1gx2 10-20 1gx1 <10 0.5gx1	10-50 1gx3 2gx3-4 <10 1gx1-2 2gx1-2	肝腎共に障害のある患者では1日最大量2g <10 1gx1 2gx1	用法用量調節不要	30-50 1gx2-3 2gx2 15-30 1gx1-2 2gx1 <15 0.5-1gx1 1gx1	30-60 1gx2-3 2gx2 10-30 1gx1-2 1gx2 <10 0.5-1gx1 1gx1	40-60 1gx2 20-40 0.5-1gx2 <20 0.5-1gx1	30-50 50%量 x3 15-30 25%量 x3 <15 0.15gx3 0.45gx3	10-50 1gx2 <10 1gx1	30-50 0.5gx2 0.5gx3 10-30 0.25gx2 0.5gx2 <10 推奨しない	10-50 0.3gx2 <10 0.3gx1	50-70 0.5gx2 1gx2 30-50 0.25gx3 0.5gx3 10-30 0.25gx2 0.25gx3 <10 0.25gx1 0.25gx2	25-50 1gx2 2gx2 10-25 0.5gx2 1gx2 <10 0.5gx1 1gx1	30-50 1gx3 10-30 1gx2 <10 1gx1	用法用量調節不要 重症肝機能障害患者では投与量を半量とする報告も	15-30 5mg/kgx2 <15 推奨しないが5mg/kgx1
		K1.5mEq/V	Na2.9mEq/g	Na1.9mEq/g	Na3.4mEq/g	Na2.1mEq/g	Na2.2mEq/g		Na2.2mEq/g	Na2.9mEq/g	Na2.2mEq/g	Na3.6mEq/g	Na2.9mEq/g	Na1.5mEq/g			Na10mEq/V	Na8.9mEq/g	Na3.3mEq/g			Na3.9mEq/g			
HDは腎機能別の最下段と同等にする。HD日はHD後に投与し記載ある場合は補充量をHD後に追加する	HD	⬆	⬆	⬆	⬆	⬆	⬆	⬆HD後+0.5g	⬆	⬆HD後+0.5g	⬆	⬆		⬆	⬆	⬆	⬆初回0.75g-2.25g	⬆	推奨しない	⬆	⬆	⬆	⬆	❶注意	⬆
	CRRT	1-2MUx4-6 2-3MUx6	2gx2 2gx3	2gx3 2gx4	3gx2	2.25gx3 2.25gx4	1gx2 2gx2	1gx2	1gx2	1gx1	1gx3 2gx3-4	通常量		1gx1-2 2gx1	1gx1-2 1gx2	1gx1	25%量 x3	1gx2	0.25gx2 0.5gx2	0.3g x3-4	0.25gx2 0.25gx3	0.5gx2 1gx2	1gx2	偽膜性大腸炎	3.75-5mg/kg x2
小児1日投与量		10-15	100-200	50-125	60-150	225-337.5	20-50	40-80	25-100	60-80	50-100	20-60	40-80	40-100	100	40-80	国内外承認なし	30-60	30-80	国内外承認なし	60	30-60	40-80	15-25	8-12
最大量(mg/kg/day)		20-30	400	300		360	100	160	150	150	150	120	160	150	150	160		100	100		120	120	150	40	20
分割		分4-6	分3-4	分2-4	分3-4	分3-4	分2-3	分3-4	分2-4	分3-4	分3-4	分1-2	分2-4	分2-4	分2-3	分3-4		分3-4	分3-4		分3	分3	分2-4	分3-4	分3-4
タンパク結合率		58%	20%	23%	SBT:38%	TAZ:48%	80%	8%	84%	35%	66%	90%	90%	19%	18%	7%	19%	8%	20%	6%	8%	2%	58%	78%	T:42%
半減期		0.8hr	1.5hr	1.0hr	SBT:1.7hr	TAZ:1hr	2.0hr	1.8hr	0.9hr	0.8hr	1.1hr	7.3hr	1.6hr	1.8hr	2.0hr	1.8hr	2.7hr	1.3hr	1.0hr	1.0hr	1.0hr	1.0hr	1.8hr	3.0hr	11.0hr
尿中排泄率		73%	66%	68%	SBT:79%	TAZ:55%	70%	80%	95%	90%	67%	33%	27%	85%	85%	88%	90%	91%	70%	77%	70%	70%	68%	17%	64%
クリアランス L/hr		61.0	16.8	8.3	15.8	8.0	3.9	12.8	6.9	15.1	10.6	1.1	2.8	9.2	7.8	6.3	5.9	16.5	12.0	12.0	15.9	14.7	5.5	23.0	4.2
分布容積 L/kg		0.40	0.40	0.25	0.18	0.25	0.18	0.42	0.15	0.12	0.58	0.15	0.26	0.27	0.28	0.27	0.22	0.39	0.19	0.27	0.28	0.30	0.16	0.90	1.36

図 6 『抗菌薬 MAP』の内容・構成（小児用量）

■腎機能別、持続的腎代替療法（CRRT）施行時、血液透析（HD）施行時の用法用量も記載しています（図 7）。

SBT/ABPC			感受性ある場合のみ																						原虫には効果あり
MNZ																	+MNZ								
AZM or LVFX					ヒト犬猫の咬傷に使用	咬傷の代表菌↓ *Pasteurella multocida*、*S. aureus*、*Streptococcus* sp. +嫌気性菌																			
略語	VCM TEIC ABK LZD TZD DAP 裏面へ	PCG	ABPC	PIPC	SBT/ABPC	TAZ/PIPC	CEZ	CTM	CMZ	FMOX	CTX	CTRX	SBT/CPZ	CAZ	CFPM	CZOP	TAZ/CTLZ	PAPM/BP	IPM/CS	BIPM	DRPM	MEPM	AZT	CLDM	ST
保険適用用法用量		2-3MU x4-6	2g x4	3g x4	3g x4	4.5g x3	1g x3-4	1g x4	1g x4	1g x4	1g x4	1g x1-2	1g x4	1g x3-4	1g x2-4	1g x4	1.5g x3	0.5g x4	0.5g x3	0.3g x2	0.5g x3	1g x3	1g x4	600mg x3-4	トリメトプリム 5mg/kgx3
備考		髄膜炎/IE NSTI 4MUx6	髄膜炎/IE 2gx6	重症/緑膿菌 4gx4	耐性アシネトバクター 6gx3-4 ↑国内未承認	肺炎/FN 4.5gx4	重症 2gx3	国内のみ	国外⬇ 1-2g x2-4	国内のみ	髄膜炎 2gx4-6 国外重症 2gx3	重症/髄膜炎 2gx2	国外⬇ CPZとして 1gx2-4	髄膜炎/FN 2gx3 国外重症 2gx3	FN 2gx2 国外重症 2gx3	重症/髄膜炎 1gx4 国内のみ	敗血症/肺炎 3gx3 腹腔内は+MNZ		重症 0.5gx4 国外 1gx3-4	重症/FN 0.3gx4 国内のみ	重症 1gx3	髄膜炎 2gx3 国外重症 2gx3	国外⬇ 重症/髄膜炎 2gx3	NSTI 600mgx4 タンパク合成阻害作用あり	注射薬はPCPのみ適応あり
		MU:100万単位	伝染性単核球症の患者には禁忌						ESBL○	オキサセフェム	小児髄膜炎 300mg/kg/日 分4	胆泥注意	肝代謝		腎障害時脳症注意		10mL溶解 → 11.4mL	バルプロ酸ナトリウム内服中の患者には併用禁忌	痙攣注意				CAZ、CTLZと側鎖類似		1Aを75-125mLの5%Glu/NSで希釈
腎機能別用法用量 固定用量では個別化eGFR or eCLcrを利用 体格用量では標準化eGFRを利用	腎機能障害HD/CHDF施行の患者では初回投与は減量しない	10-50 1-2MU x4-6 2-3MUx6 <10 1-2MUx4 2MUx4-6	30-50 2gx3 2gx4 10-30 2gx2 2gx3 <10 2gx1 2gx2	20-40 2gx4 3gx4 <20 2gx3 2gx4	30-50 3gx3 15-30 3gx2 <15 3gx1	20-40 2.25gx4 4.5gx3 <20 2.25gx3 2.25gx4	30-50 1gx3 2gx2 10-30 1gx2 2gx2 <10 1gx1 2gx1	30-60 1gx3 10-30 1gx2 <10 1gx1	30-50 1gx3 10-30 1gx2 <10 1gx1	20-40 1gx2 10-20 1gx1 <10 0.5gx1	10-50 1gx3 2gx3-4 <10 1gx1-2 2gx1-2	肝腎共に障害のある患者では1日最大量2g <10 1gx1 2gx1	用法用量調節不要	30-50 1gx2-3 2gx2 15-30 1gx1-2 2gx1 <15 0.5-1gx1 1gx1	30-60 1gx2-3 2gx2 10-30 1gx1-2 1gx2 <10 0.5-1gx1 1gx1	40-60 1gx2 20-40 0.5-1gx2 <20 0.5-1gx1	30-50 50%量 x3 15-30 25%量 x3 <15 0.15gx3 0.45gx3	10-50 1gx2 <10 1gx1	30-50 0.5gx2 0.5gx3 10-30 0.25gx2 0.5gx2 <10 推奨しない	10-50 0.3gx2 <10 0.3gx1	50-70 0.5gx2 1gx2 30-50 0.25gx3 0.5gx3 10-30 0.25gx2 0.25gx3 <10 0.25gx1 0.25gx2	25-50 1gx2 2gx2 10-25 0.5gx2 1gx2 <10 0.5gx1 1gx1	30-50 1gx3 10-30 1gx2 <10 1gx1	用法用量調節不要 重症肝機能障害患者では投与量を半量とする報告も	15-30 5mg/kgx2 <15 推奨しないが5mg/kgx1
		K1.5mEq/V	Na2.9mEq/g	Na1.9mEq/g	Na3.4mEq/g	Na2.1mEq/g	Na2.2mEq/g		Na2.2mEq/g	Na2.9mEq/g	Na2.2mEq/g	Na3.6mEq/g	Na2.9mEq/g	Na1.5mEq/g			Na10mEq/V	Na8.9mEq/g	Na3.3mEq/g			Na3.9mEq/g			
HDは腎機能別の最下段と同等にする。HD日はHD後に投与し記載ある場合は補充量をHD後に追加する	HD	⬆	⬆	⬆	⬆	⬆	⬆	⬆HD後+0.5g	⬆	⬆HD後+0.5g	⬆	⬆		⬆	⬆	⬆	⬆初回0.75g-2.25g	⬆	推奨しない	⬆	⬆	⬆	⬆	❶注意	⬆
	CRRT	1-2MUx4-6 2-3MUx6	2gx2 2gx3	2gx3 2gx4	3gx2	2.25gx3 2.25gx4	1gx2 2gx2	1gx2	1gx2	1gx1	1gx3 2gx3-4	通常量		1gx1-2 2gx1	1gx1-2 1gx2	1gx1	25%量 x3	1gx2	0.25gx2 0.5gx2	0.3g x3-4	0.25gx2 0.25gx3	0.5gx2 1gx2	1gx2	偽膜性大腸炎	3.75-5mg/kg x2
小児1日投与量		10-15	100-200	50-125	60-150	225-337.5	20-50	40-80	25-100	60-80	50-100	20-60	40-80	40-100	100	40-80	国内外承認なし	30-60	30-80	国内外承認なし	60	30-60	40-80	15-25	8-12
最大量(mg/kg/day)		20-30	400	300		360	100	160	150	150	150	120	160	150	150	160		100	100		120	120	150	40	20
分割		分4-6	分3-4	分2-4	分3-4	分3-4	分2-3	分3-4	分2-4	分3-4	分3-4	分1-2	分2-4	分2-4	分2-3	分3-4		分3-4	分3-4		分3	分3	分2-4	分3-4	分3-4
タンパク結合率		58%	20%	23%	SBT:38%	TAZ:48%	80%	8%	84%	35%	66%	90%	90%	19%	18%	7%	19%	8%	20%	6%	8%	2%	58%	78%	T:42%
半減期		0.8hr	1.5hr	1.0hr	SBT:1.7hr	TAZ:1hr	2.0hr	1.8hr	0.9hr	0.8hr	1.1hr	7.3hr	1.6hr	1.8hr	2.0hr	1.8hr	2.7hr	1.3hr	1.0hr	1.0hr	1.0hr	1.0hr	1.8hr	3.0hr	11.0hr
尿中排泄率		73%	66%	68%	SBT:79%	TAZ:55%	70%	80%	95%	90%	67%	33%	27%	85%	85%	88%	90%	91%	70%	77%	70%	70%	68%	17%	64%
クリアランス L/hr		61.0	16.8	8.3	15.8	8.0	3.9	12.8	6.9	15.1	10.6	1.1	2.8	9.2	7.8	6.3	5.9	16.5	12.0	12.0	15.9	14.7	5.5	23.0	4.2
分布容積 L/kg		0.40	0.40	0.25	0.18	0.25	0.18	0.42	0.15	0.12	0.58	0.15	0.26	0.27	0.28	0.27	0.22	0.39	0.19	0.27	0.28	0.30	0.16	0.90	1.36

図 7 『抗菌薬 MAP』の内容・構成（腎機能別、CRRT 施行時、HD 施行時の用法用量）

■ 必要に応じて抗菌薬の薬物動態が計算できるように、薬物動態パラメータ（タンパク結合率、半減期、尿中排泄率、クリアランス、分布容積）も示しています（**図8**）。

図8 『抗菌薬MAP』の内容・構成（薬物動態パラメータ）

■ 腎機能別の用法用量については、添付文書に記載されていないことも多いため、Kucers' The Use of Antibiotics[1]、Lexicomp[2]、Sanford Guide[3]、Johns Hopkins ABX Guide[4]、UCSF Antimicrobial Dosing Guidelines[5] を参考に、国内での用法用量に合うように示しています。患者の腎機能（推算クレアチニンクリアランス：eCLcr、もしくは日本人向け推算糸球体濾過量：eGFR）に対応する用法用量を選択してください。

■ ただし、患者の腎機能は推定値であること、用法用量における腎機能の区切りは厳密ではないことから、杓子定規に用法用量を決定する必要はありません。『抗菌薬MAP』の用法用量をもとに、患者の実際の状態を踏まえ、極端な過量投与および過少投与とならないように注意して実際の用法用量を決定してください。

腎機能の評価について

1 用法用量の決定に必要な知識

■ **表1**に腎機能と体重に関わる**推算式**を示しています。『抗菌薬MAP』を参照してもわかるように、抗菌薬の用法用量の決定にはこれらの評価が必要となります。このような複雑な式は覚えられないという読者もいるでしょう。筆者は**表2**のような**簡便な概算方法**を利用しています。

■ 臨床で利用されている抗菌薬の多くは腎臓から排泄され体内から消失します。そのため、

表1　各腎機能と体重の推算式

標準化 eGFR（mL/min/1.73 m^2） 　男性 = 194 × Scr$^{-1.094}$ × 年齢 − 0.287、女性 = 男性 × 0.739
個別化 eGFR（mL/min） 　標準化 eGFR × 体表面積 ÷ 1.73
体表面積（m^2） 　実体重$^{0.425}$ × 身長$^{0.725}$ × 0.007184 もしくは $\sqrt{(実体重 × 身長)} ÷ 60$
eCLcr（mL/min） 　男性 =（140 − 年齢）× 体重$^※$ ÷（72 × Scr）、女性 = 男性 × 0.85
理想体重（IBW） 　男性 = 50 + 0.906 ×（身長 − 152.4）、女性 = 男性 − 4.5 　もしくは（身長 ÷ 100）^{2} × 22
調整体重（ABW） 　ABW = 0.6 × IBW + 0.4 × 実体重

・Scr（血清クレアチニン濃度）：mg/dL、年齢：歳、体重：kg、身長：cm
・体格用量では標準化 eGFR、固定用量では個人化 eGFR で腎機能を評価する。
※使用する体重：BMI ≦ 18.5 は実体重、18.5 < BMI < 25 は IBW、BMI ≧ 25 は ABW。

表2　筆者が考案した概算式

標準化 eGFR（mL/min/1.73 m^2） 　検査値より確認 　平均的な eGFR ≒ 140 − 年齢
個別化 eGFR（mL/min） 　身長と体重の和：230 → 個別化 eGFR ≒ 標準化 eGFR × 1.0 　身長と体重の和：215 → 個別化 eGFR ≒ 標準化 eGFR × 0.9 　身長と体重の和：200 → 個別化 eGFR ≒ 標準化 eGFR × 0.8
理想体重（IBW）[※1] 　IBW ≒（身長 − 90）× 0.8 　例：165 cm では 60 kg → 身長 ± 5 cm で理想体重 ± 4 kg
調整体重（ABW）[※2] 　ABW$_{(BMI 25)}$ ≒ BMI 22 + 4 　ABW$_{(BMI 30)}$ ≒ BMI 22 + 8

・Scr（血清クレアチニン濃度）：mg/dL、年齢：歳、体重：kg、身長：cm
※1 IBW を BMI 22 とみなす場合の概算。
※2 患者がカッコ内の BMI である場合の ABW。

　抗菌薬の用法用量の決定には、患者の腎機能の評価が必要です。また、アミノグリコシド系抗菌薬やバンコマイシン注射薬などのように体重当たりの用量（mg/kg で表記され**体格用量**と呼ばれる）で決定する場合には、患者の体重の評価も必要です。
■抗菌薬の投与量は、体格用量のほかに β ラクタム系抗菌薬のように用量が固定（1 回 1 g

などで表記され**固定用量**と呼ばれる）されているものもあります。体格用量と固定用量では用法用量の決定に用いる**腎機能推算式が異なる**ことに注意が必要です。**表1**のように、代表的な腎機能推算式（値）には標準化 cGFR、個別化 eGFR、eCLcr の3種があります。

■ 体格用量の場合は、一般的な検査値で示される**標準化 eGFR**（単位：mL/min/1.73 m^2）を用いて投与量を決定しますが、固定用量の場合は患者の体表面積で補正した**個別化 eGFR**（単位：mL/min）を用いて投与量を決定します。体格用量を決定する際に個別化 eGFR と eCLcr を用いてはいけないことに注意が必要です。これは投与量の決定を患者の体格（体重）で2重に補正するのを避けるためです（eCLcr の算出に際して体重を利用する）[6]。

■ 一般的な体格の患者では、実体重（Total Body Weight：**TBW**）を用いて体格用量を決定します。肥満の患者（BMI が25以上）では基本的に調整体重（Adjusted Body Weight：**ABW**）を用います。固定用量の抗菌薬では、重症感染症時の投与量（最大用量）を選択します[7][8]。これは内服抗菌薬にも当てはまります。

■ バンコマイシンは肥満患者の場合でも TBW を用いて決定した初期量（初回 20-25 mg/kg 最大量 2.5 g、2回目以降は腎機能に応じて調節するが1回の最大量は 2 g）を 2-3 日間投与します。その後の用法用量は血中濃度解析を実施して決定します。

2 | 腎機能と体重の概算

■ **表1**に示した算出式から明らかなように、標準化 eGFR から個別化 eGFR への変換、理想体重（Ideal Body Weight：**IBW**）や ABW の算出には電卓が必要となります。**表2**には、筆者が考案したそれぞれの**概算**に利用できる計算式を示しています。身長（cm）はメジャーなどで測定し、体重は患者から直接聞いてもよいです（患者自身の体重推測は医療者の推測よりも実体重との差が小さいことが知られている[9]）。

■ 患者の意識が曖昧で体重を確認できない場合には、できる限り速やかに体重測定のできるベッドや吊り下げ式の体重計を利用した体重測定を行いましょう。医療者の推測では誤差が生じやすいため注意が必要です（実体重よりも軽めに見積もりやすい[9]）。

■ 日本人成人の平均的な身長（167 cm）と体重（65 kg）のとき、体表面積は約 1.73 m^2 となります。筆者はこの和（約230）を利用して、標準化 eGFR から個別化 eGFR へ換算しています。すなわち、身長と体重の和が230のとき約 1.73 m^2 になり、和が215では約 1.55 m^2、200では約 1.38 m^2 となるため、それぞれの場合に標準化 eGFR へ **0.9**（＝1.55/1.73）、**0.8**（＝1.38/1.73）を乗じます。この概算方法では、検査値で標準化 eGFR が判明していれば、ベッドサイドで患者の体格からおおよその腎機能を評価できます。

■ 筆者は IBW を **BMI**（kg/m^2）が22のときの体重（BMI 22と記す）とみなしています。BMI 22は身長 165 cm であれば約 60 kg、170 cm であれば約 64 kg で、**身長5 cm ごとに理想体重は4 kg 変化**します。読者自身の身長の BMI 22を覚えておくとよいでしょう。

■ BMI 22は**肥満の判断**と **ABW の概算**に応用できます。BMI 22に8 kg を加えると **BMI 25** に近似するため、患者の体重から肥満を判断できます。肥満患者では体格用量の決定に ABW が必要ですが、ABW も BMI 22から概算できます。患者の体重が BMI 25では

BMI 22 に 4 kg を、BMI 30（BMI 22 の 1.4 倍）では 8 kg を加えるとその体重の ABW に近似します。

- 腎機能と体重の評価は難しく複雑だと感じる読者もいるでしょう。抗菌薬投与がすぐに必要な患者にこのような細かな評価をしている時間はないかもしれません。その場合、評価を後にして、抗菌薬投与の準備をしましょう。このとき固定用量の抗菌薬では**1 回の最大量**、体格用量の抗菌薬では**見た目の体重**（肥満患者では少し減らす）から換算した量を投与しましょう。

- 初回の投与量は調節不要で、2 回目以降に投与量を調節します。これは腎機能が悪化している患者、CRRT や HD を施行している患者でも同じです。ただし、初回から 2 回目までの投与間隔は腎機能に応じた調節が必要です。

- 第 1 章でも解説したように、**まず抗菌薬を投与してから**（その前に血液培養の実施などを忘れずに！）、改めて患者の情報を収集する方法も重症の患者では必要です。抗菌薬の次回投与までの時間を利用して腎機能や体重を評価し、『抗菌薬 MAP』を参考に用法用量を決定しましょう。用法用量は、医師と薬剤師で共に検討するのもよいと思います。

- 以降は腎機能と体重に関わる少し**専門的な解説**です。ここまでの解説が理解できていれば十分ですが、重症患者を頻繁に担当する、もしくはもう少し踏み込んで理解しておきたい読者は続けてお読みください。また章末の参考文献に、より理解を深めるために読んでほしい文献は太字で紹介しています。

3 | 腎機能と体重評価の専門的な解説

1）腎機能推算式と腎機能の評価

- **表 1** に示したように、腎機能の推測には血清クレアチニン濃度（Scr）を使用しています。Scr は筋肉量の影響を受けます。そのため高齢者や筋肉量が少なく痩せている患者、長期臥床の患者では **Scr は低値**となり、標準化 eGFR は高値になりやすいことが知られています。すなわち、患者の腎機能が**過大に評価**され、薬剤が過量となるリスクが増加します。

- このような患者の場合、筆者は**表 2** に示したとおり患者の年齢から平均的な標準化 eGFR を概算する方法（必要に応じて個別化 eGFR へ変換する）や**表 1** の eCLcr を用いて腎機能を評価しています。Scr が 0.6 mg/dL 未満の場合は、Scr に一律に 0.6[※1]を代入して評価する場合もあります。また eCLcr は患者の体格に応じた体重を用いることで腎機能を正確に評価できることが知られ、BMI が 18.5 以下では **TBW**、同じく 25 以上では **ABW**、それ以外では **IBW** を用います[10]。

- 患者の腎機能の評価には Scr を用いた上記の方法以外にも蓄尿によって実測 CLcr を算出する方法、血清シスタチン C 濃度をもとに eGFR を算出する方法があります。正確な患

※1 Scr が 0.6 を下回るのは、筋肉量の減少や栄養状態の悪化が原因と考えられています。このとき男女共に Scr へ 0.6 を代入すると eCLcr や eGFR による腎機能の予測精度は向上することが知られています。

者の腎機能の評価が必要な場合には、これらの方法を検討してもよいと思います。

2）CRRT と用法用量

■『抗菌薬 MAP』に記載している CRRT での用法用量は、国内で使用される透析液の保険適用量を考慮して **GFR 10-15 mL/min に相当**する量として記載しています[11]※2。この用法用量は、末期腎不全や急性腎障害（Acute Kidney Injury：AKI）などの病態で、患者の腎機能がほとんど廃絶している場合に適用します。

■CRRT の設定値（透析液の流量など）は症例ごとに異なるため、実際の設定値を確認し CRRT が代替する腎機能（CRRT のクリアランス※3）を計算する必要があります。また、患者の腎機能が残存する場合には、CRRT のクリアランスに患者の腎機能を**上乗せ**した腎機能別の用法用量へ変更する必要があります。これは患者の腎臓と CRRT の両方から抗菌薬が排泄されるためです。

■たとえば、eGFR20 mL/min 程度の腎機能が残存する患者に CRRT を 900 mL/h の設定値で施行する場合の用法用量の選択を考えます。CRRT のクリアランスは 900 mL/h で、これを 60 min で除すと 15 mL/min になります。これに eGFR20 mL/min を加えると 35 mL/min となります。すなわち、この患者の例では eGFR35 mL/min に相当する用法用量を選択する必要があります。

■また、CRRT を継続していると、eGFR が CRRT のクリアランスを超える場合があります。この eGFR は患者の腎機能と CRRT のクリアランスの和を表すため、その eGFR に相当する用法用量へ変更する必要があります。また、CRRT の離脱により腎機能の代替がなくなると、eGFR が再び低下する場合もあります。CRRT 施行中（離脱後）の患者であっても、安全で有効な抗菌薬療法のために、経時的な腎機能の評価と用法用量の調節が必要です。

■『抗菌薬 MAP』では、腎機能障害時（CRRT や HD の施行時を含む）の抗菌薬投与量は維持投与量を示しています。前述したように**初回投与量は原則として減量しない**ことに注意が必要です。また敗血症性ショックのような重症感染症で腎機能が低下している場合には、β ラクタム系抗菌薬は投与開始から 24-48 時間は腎機能に応じた**調節は不要**とも考えられています[12-14]。

■このような患者の場合、筆者は少なくとも**初期の 24 時間は減量しない用法用量**での投与を提案しています。また CRRT が導入されている場合には、さらに 24 時間の延長を提案し

※2 持続血液透析（CHD）、持続血液濾過（CHF）およびそれらを組み合わせた持続血液濾過透析（CHDF）は、緩徐な血流量で長時間持続的に血液浄化を行う方法で、持続的腎代替療法（CRRT）と呼ばれています。CRRT は主に濾過と拡散によって薬物を除去しており、そのクリアランスは濾過流量（filtration flow rate：Qf）と透析液流量（dialysate flow rate：Qd）の和に等しくなることが知られています（機器では濾液ポンプ流量に表示されている流量と等しい）[10]。血液濾過用補充液量の保険適用（血液濾過用補充液の 1 日使用量は 15-20 L）との関係から、日本国内ではこの Qf と Qd の和が 600-900 mL/h で実施されることが多く、腎機能（GFR）へ換算する（60 min で除す）と約 10-15 mL/min となります。

※3 クリアランス（clearance）：巻末の「**用語解説**」（→ p.121）参照。

医療チームでその是非を検討しています。ただし、るい痩の患者やもともと腎機能が廃絶している患者では 2 回目以降から投与量を調節することもあります。

3）BMI を用いた体重の評価

■ WHO では、BMI が **30 以上を肥満**と定義している一方で日本人を含むアジア人では **25 以上を肥満**と定義しており、肥満のしきい値が低くなっています[15)16)]。日本でも BMI 25 以上を肥満と定義しています。このしきい値の相違は、アジア人は欧米人に比べて体格が小さく筋肉量が少ないこと、BMI 25 のアジア人の体脂肪の割合が BMI 30 の欧米人と同程度であること、BMI 25 を境に糖尿病や高血圧症、高脂血症の発症リスクが倍になることから生じています[17)]。

■ 日本人の標準体重は **BMI 22** と定義されており、これは IBW と近似します。そのため IBW を BMI 22 へ置き換えて体重の評価を行ってもかまいません。前述のように、BMI 22 を把握しておくことで肥満の判断、ABW の概算が容易となるため非常に便利です。

4）体重増加の影響

■ 薬剤は分布容積（Volume of distribution：Vd＝薬剤が分布する容積）が体液量とほぼ同等かそれよりも小さい（Vd＜0.7 L/kg）**親水性薬剤**と、Vd が体液量を超える（Vd ≧ 0.7 L/kg）**脂溶性薬剤**に分けられます（実際には両親媒性の薬剤もある）。『抗菌薬 MAP』を参照すると、親水性の主な抗菌薬には β ラクタム系、アミノグリコシド系、バンコマイシンが当てはまります。一方で、脂溶性の主な抗菌薬はニューキノロン系、マクロライド系が当てはまります。

■ 親水性薬剤は体細胞や組織へ浸透する割合が低く、主に腎臓から体外へ排泄されます。一方で、脂溶性薬剤では組織へ浸透する割合は高く、主に肝臓（もしくは腎排泄との組み合わせ）から体外へ排泄されます[18)]。

■ 患者の体重増加は薬剤の Vd やクリアランスに影響します。特に肥満患者では、脂肪組織だけでなく非脂肪組織の増加とそれに伴う血液量の増加によって Vd が増加すると考えられています。Vd の増加に合わせて抗菌薬を増量しないと血液中の抗菌薬濃度が低下し、抗菌薬治療失敗のリスクとなります。体重増加による薬剤の Vd への影響は、親水性薬剤では**小さく**、脂溶性薬剤では**大きい**ことがわかっています[19)]。

5）肥満患者の用法用量

■ 体重が 90 kg を超える肥満患者の場合は、ニューキノロン系抗菌薬のシプロフロキサシン注射薬では 1 回 400 mg 8 時間毎の投与が推奨されています。レボフロキサシン注射薬では腎機能に問題がなければ 1 回 750 mg（国内の承認用量を超えている）1 日 1 回の投与が推奨されています。マクロライド系の肥満患者への推奨量は不明なため、使用は避けたほうがよいと考えます[20)]。

■ また腎機能が正常な肥満患者では、腎臓のクリアランスの増加が観察されています。これ

は、一般的な体格の患者よりも腎臓の体積と腎血流量が増加しているためと考えられています。しかし、高血圧や糖尿病などの併存疾患が腎臓を障害し腎臓のクリアランスが減少している場合もあります[21]。肥満患者の腎機能をできるかぎり正しく推測するために、eCLcr の体重に ABW を代入して計算をします。

■ 腎排泄型の代表的な抗菌薬である β ラクタム系の血中濃度は、肥満に伴う Vd の増加よりも、**クリアランスの増加**の影響を受けます。クリアランスが増加すると有効な血中濃度を維持できず、抗菌薬治療に失敗するリスクが増加します[22)23]。このため、敗血症性ショックなどの重症感染症の肥満患者へ β ラクタム系抗菌薬を使用する場合、1 回の投与時間を 1 時間以内から **3-4 時間に延長**する方法が推奨されています。この方法は、主にタゾバクタム / ピペラシリン、セフタジジム、セフェピム、ドリペネム、メロペネムでの有効性が確認されています。重症感染症でない肥満患者には、前述のように腎機能別に使用できる最大用法用量で投与します[7)8)18]。

■ アミノグリコシド系抗菌薬のように体格用量で投与する場合、用量を肥満患者の TBW で計算すると、**過量投与**となるリスクがあります。一方、IBW では一般的な体格の患者よりも投与量が少なくなり**過小投与**となるため、一般的に ABW を用いて用量を決定します。抗 MRSA 薬のバンコマイシン注射薬とテイコプラニン、抗真菌薬のホスフルコナゾール（負荷投与量 12 mg/kg、維持投与量 6 mg/kg）は**例外的に TBW** で用量を決定します。

■ 腎機能障害や肥満の有無にかかわらず、治療薬物モニタリング（Therapeutic Drug Monitoring：**TDM**）の対象となっている抗菌薬では、これを**積極的に活用すべき**です。TDM は対象薬剤（抗菌薬ではアミノグリコシド系、バンコマイシン、テイコプラニンなど）の血中濃度を解析し、用法用量を決定する方法です。TDM の実施によって、個々の患者に合わせた**より安全で有効な抗菌薬療法**が可能となります。

文献 ────────────────────────────────

1）Grayson ML, et al: Kucers' The Use of Antibiotics, 7th edition, CRC Press, 2017.

2）Lexicomp online. http://online.lexi.com

3）菊地賢・他監：日本語版 サンフォード感染症治療ガイド 2020, ライフサイエンス出版, 2020.

4）Johns Hopkins ABX Guide. https://www.hopkinsguides.com/hopkins/index/Johns_Hopkins_ABX_Guide/Antibiotics

5）UCSF Antimicrobial Dosing Guidelines. https://idmp.ucsf.edu/antimicrobial-dosing-guidelines

6）平田純生・他：日腎薬誌 2016; 5(1): 3-18.

7）**Alobaid AS, et al: *Int J Antimicrob Agents*. 2016 Apr; 47(4): 259-68. PMID: 26988339**

8）**Meng L, et al: *Pharmacotherapy*. 2017 Nov; 37(11): 1415-31. PMID: 28869666**

9）Corbo J, et al: *Acad Emerg Med*. 2005 Mar; 12(3): 262-6. **PMID: 15741592**

10）Winter MA, et al: *Pharmacotherapy*. 2012 Jul; 32(7): 604-12. **PMID: 22576791**

11）山本武人・他：日腎薬誌 2014; 3(1): 3-19.

12）Lewis SJ, Mueller BA: *J Intensive Care Med*. 2016 Mar; 31(3): 164-76. **PMID: 25326429**

13）**Crass RL, et al: *Clin Infect Dis*. 2019 Apr 24; 68(9): 1596-602. PMID: 30219824**

14）**Phe K, et al: *J Infect Dis*. 2020 Jul 21; 222(Supplement_2): S132-41. PMID: 32691832**

15）Obesity: preventing and managing the global epidemic. Report of a WHO consultation. World Health Organ Tech Rep Ser. 2000; 894: i-xii, 1-253. **PMID: 11234459**

16）World Health Organization. Regional Office for the Western Pacific. (2000). The Asia-Pacific perspective: redefining obesity and its treatment. Sydney: Health Communications Australia.

17）Kanazawa M, et al: *World Rev Nutr Diet*. 2005; 94: 1-12. **PMID: 16145245**

18）Hites M, Taccone FS: *Réanimation*. 2015; 24: 278-94.

19）Hanley MJ, et al: *Clin Pharmacokinet*. 2010; 49(2): 71-87. **PMID: 20067334**

20）Al-Dorzi HM, et al: *Curr Opin Infect Dis*. 2014 Apr; 27(2): 165-73. **PMID: 24504134**

21）Suneja M, Kumar AB: *J Crit Care*. 2014 Aug; 29(4): 694. e1-6. **PMID: 24666959**

22）Hites M, et al: *Nutr Diabetes*. 2014 Jun 23; 4(6): e119. **PMID: 24956136**

23）Alobaid AS, et al: *Antimicrob Agents Chemother*. 2016 Jul 22; 60(8): 4577-84. **PMID: 27185798**

『抗菌薬 MAP mini』
（腎機能別一覧）とは

■『**抗菌薬 MAP**』には様々な情報が細かく記載されています。そのため「腎機能ごとの投与方法だけわかればいいのに」「もう少しコンパクトなほうがいいな」と思う読者もいるかもしれません。『**抗菌薬 MAP mini**』は、腎機能別の用法用量をメインに、白衣のポケットからサッと取り出せて、素早く確認できるようにコンパクトに作成したものです。

■医療者であれば、一度は白衣のポケットに入れたことのある "**輸液一覧**" の抗菌薬版だと思って利用してください。臨床現場でよく利用されている抗菌薬を筆者が独断と偏見で選んでいるため、読者が利用している抗菌薬が収載されていないことがあるかもしれません。そのような場合は、付記して読者オリジナルの『**抗菌薬 MAP mini**』として活用してください。

```
            1回投与量と                                                                                   小児用量
            投与回数          腎機能別の用法用量                                                           妊婦リスク分類
```

略語	主な商品名	1回投与量	回数	備考	80	70	60	50	40	30	20	10	HD ※1	CRRT ※2	小児用量 mg/kg/日 最大量 分割	ADEC分類 FASS分類 ※3
PCG	ペニシリンG	2-3MU 4MU	x4-6 ×6	MU:100万単位 髄膜炎 /IE/NSTI			1-2MU×4-6 2-3MU×6					1-2MU×6 2MU×4-6	←	1-2MU×4-6	10-15 20-30 分 4-6	A
ABPC	ビクシリン	2g 2g	x4 x6	髄膜炎 /IE			2g×3 2g×4		2g×2 2g×3		2g×1 2g×2		←	2g×2	100-200 400 分 3-4	A
PIPC	ペントシリン	3g 4g	x4 x4	重症 / 緑膿菌			2g×4 3g×4			3g×3 2g×4			←	2g×3	50-125 300 分 2-4	B1
SBT/ABPC	スルバシリン	3g	x4					3g×3	3g×2		3g×1		←	3g×2	60-150 分 3-4	
TAZ/PIPC	ゾシン	4.5g 4.5g	x3 x4	熱汁 /FN				2.25g×4 3.375g×4 or 4.5g×3		2.25g×3 2.25g×4			←	2.25g×3 2.25g×4	225-337.5 360 分 3-4	B1

■『**抗菌薬 MAP mini**』には、当該抗菌薬の必要最低限の注意事項も記載しています。さらに**小児用量**、第 4 章で解説した**妊婦へのリスク分類**を右端に示しています（→ p.51「**4 章 妊婦と抗菌薬**」参照）。腎機能の区分線は 10 mL/min ごとになっており、**50 mL/min** はわかりやすく太くしています。

■注射薬の抗菌薬では細かな溶解方法が規定されているものもありますが、『**抗菌薬 MAP mini**』には「**溶解法注意**」とだけ記載しています。薬剤師に聞くか、『**抗菌薬 MAP**』、添付文書を参照してください。また、多くの薬剤と相互作用を示す抗菌薬もあり、「**薬物相互作用注意**」と記載しています。使用の際には必ず薬剤師に確認するか、患者の服用している薬剤を確認してください。

用語解説

■『抗菌薬 MAP』内の用語のうち、ここまで解説されていないものをまとめます。

■タンパク結合率

■血漿中にある薬物のうち、血漿タンパク（主にアルブミン）に結合している薬物の割合です。血中薬物濃度は、血漿タンパクと結合している薬物（結合型）濃度と、結合していない薬物（遊離型）濃度を合計した濃度です。血漿タンパクと結合していない薬物が組織へ移行するなどして薬効を示します。タンパク結合率が高い（90％以上）薬物では、血漿タンパク濃度の低下によって副作用などが現れやすくなる場合があります。また、タンパク結合率が低い（80％以下）薬物は、透析で除去されやすいと考えられています。

■半減期

■生体内の薬物量もしくは血中薬物濃度が半分になるまでに要する時間です。薬物は対数的に減少するため、半減期の1倍では50％、2倍では75％、3倍では90％、4倍では約94％の薬物が消失します。そのため、半減期の4-5倍が経過すると生体内の薬物はほとんど消失するとみなされています。ペニシリン系やセフェム系抗菌薬では半減期が非常に短いために、頻回な投与が必要と言われています。

■尿中排泄率

■全身投与された薬物のうち、代謝を受けずに尿中に排泄される薬物の割合です。多くの抗菌薬は、代謝を受けずに腎臓で濾過されて体外へ排泄されます。そのため、尿中排泄率が高い抗菌薬ほど、腎機能が変化した場合に投与量を調節する必要があります。

■クリアランス

■腎臓などによる薬物排泄能力の大きさを示す指標です。薬物は肝臓で代謝されるか腎臓で濾過されることで体外へ排泄されます。クリアランスは単位時間当たりの容積として表され、この容積は血液中の薬物を完全に除去できる血液量を示しています。

■分布容積

■薬物が血漿中と等しい濃度で他の組織などに分布すると仮定した場合に求められる容積です。みかけの分布容積とも呼ばれます。投与された薬物量と測定された血中薬物濃度から計算されます。成人の血漿量は約3Lですが、分布容積が3Lよりも大きい場合には血管内だけでなく組織や他の体液中に薬物があることを示しています。分布容積は薬物の脂

溶性や血漿タンパク結合率などの影響を受けます。また、体内の水分量（約 36 L）を超える場合もあります。

本書で使用した抗菌薬略語一覧

ABPC	アンピシリン		FCV	ファムシクロビル
ABK	アルベカシン		F-FLCZ	ホスフルコナゾール
ACV	アシクロビル		FLCZ	フルコナゾール
AMK	アミカシン		FMOX	フロモキセフ
AMPC	アモキシシリン		FOM	ホスホマイシン
AZM	アジスロマイシン		GCV	ガンシクロビル
AZT	アズトレオナム		GM	ゲンタマイシン
BIPM	ビアペネム		IPM/CS	イミペネム / シラスタチン
CAM	クラリスロマイシン		ITCZ	イトラコナゾール
CAZ	セフタジジム		L-AMB	リポソーマルアムホテリシン B
CCL	セファクロル		LVFX	レボフロキサシン
CDTR-PI	セフジトレンピボキシル		LZD	リネゾリド
CEX	セファレキシン		MCFG	ミカファンギン
CEZ	セファゾリン		MCIPC	クロキサシリン
CFDN	セフジニル		MEPM	メロペネム
CFIX	セフィキシム		MFLX	モキシフロキサシン
CFPM	セフェピム		MINO	ミノサイクリン
CFPN-PI	セフカペンピボキシル		MNZ	メトロニダゾール
CFTM-PI	セフテラムピボキシル		PAPM/BP	パニペネム / ベタミプロン
CLDM	クリンダマイシン		PCG	ベンジルペニシリン
CMZ	セフメタゾール		PIPC	ピペラシリン
CPDX-PR	セフポドキシムプロキセチル		PSCZ	ポサコナゾール
CPFG	カスポファンギン		RFP	リファンピシン
CPFX	シプロフロキサシン		SBT/ABPC	スルバクタム / アンピシリン
CPR	セフピロム		SBT/CPZ	スルバクタム / セフォペラゾン
CPZ	セフォペラゾン		SBTPC	スルタミシリン
CTLZ	セフトロザン		ST	スルファメトキサゾール / トリメトプリム
CTM	セフォチアム		TAZ/CTLZ	タゾバクタム / セフトロザン
CTRX	セフトリアキソン		TAZ/PIPC	タゾバクタム / ピペラシリン
CTX	セフォタキシム		TEIC	テイコプラニン
CVA/AMPC	クラブラン酸 / アモキシシリン		TFLX	トスフロキサシン
CXM-AX	セフロキシムアキセチル		TOB	トブラマイシン
CZOP	セフォゾプラン		TZD	テジゾリド
DAP	ダプトマイシン		VACV	バラシクロビル
DOXY	ドキシサイクリン		VCM	バンコマイシン
DRPM	ドリペネム		VRCZ	ボリコナゾール
EM	エリスロマイシン			

Enterobacter aerogenes（*E. aerogenes*）＝*Klebsiella aerogenes*（*K.aerogenes*）··· 58, 60, 62

Enterobacter cloacae（*E. cloacae*）····························· 8, 19, **27**, 58, 60, 62

Enterobacter sp. ······································· 12, 59, 62

Enterococcus faecalis（*E. faecalis*）······················· **24**, 39, 45

Enterococcus faecium（*E. faecium*）······················· **24**, 39, 44

Enterococcus sp. ······················· 8, 12, 18, 20, 21, **24**, 70, 71

Escherichia coli（*E. coli*）················· 8, 12, 19, **25**, 39, 40, 58-62, 70, 71

F *Fusobacterium necrophorum*（*F. necrophorum*）····················· 8

Fusobacterium sp. ·· **30**

H *Haemophilus influenzae*（*H. influenzae*）··········· 8, 12, 19, **26**, 27, 39, 58, 70

Haemophilus sp. ··· 8, 69

K *Kingella* sp. ·· 8, 69

Klebsiella aerogenes（*K.aerogenes*）＝*Enterobacter aerogenes*（*E. aerogenes*）··· 58, 60, 62

Klebsiella oxytoca（*K. oxytoca*）····························· 58, 60

Klebsiella pneumoniae（*K. pneumoniae*）············· 8, 12, 19, **25**, 39, 58-62, 70, 71

Klebsiella sp. ·· 8

L *Legionella pneumophila*（*L. pneumophila*）························· **32**

Legionella sp. ··· 8, 12, 44

Listeria monocytogenes（*L. monocytogenes*）··················· 8, 12, 70

M methicillin-resistant coagulase negative staphylococci（MRCNS）················· 44

methicillin-resistant *Staphylococcus aureus*（MRSA）············· 12, 21, 39, 44

methicillin-susceptible *Staphylococcus aureus*（MSSA）··················· 21, 39

Micrococcus sp. ··· 69

Moraxella catarrhalis（*M. catarrhalis*）··················· 8, 19, **27**, 39, 58

Morganella morganii（*M. morganii*）···························· 62

multidrug-resistant *Acinetobacter*（MDRA）······················· 44

multidrug-resistant *Pseudomonas aeruginosa*（MDRP）··············· 44

Mycobacterium sp. ·· 70

Mycobacterium tuberculosis（*M.tuberculosis*）····················· 8

Mycoplasma pneumoniae（*M. pneumoniae*）························ **32**

Mycoplasma sp. ·· 8, 12, 44

N *Neisseria gonorrhoeae*（*N. gonorrhoeae*）······················ 8, 12

Neisseria meningitidis（*N. meningitidis*）··················· 8, 12, 40, 70

索引（欧文菌名以外）

欧文

β ラクタマーゼ　57
β ラクタマーゼと β ラクタム系抗菌薬の関係　59
β ラクタマーゼの分類　59
β ラクタムアレルギー　87
β ラクタムアレルギー患者の重症度分類と対応　99
β ラクタムアレルギー患者への対応　101
β ラクタム環　93
β ラクタム系抗菌薬　39, 46, 53, 54, 59
β ラクタム系抗菌薬アレルギーでの代替抗菌薬　102
β ラクタム系注射用抗菌薬の効果　39
ABW　112
ADEC 分類　51
AGEP　91
Ambler 分類　59
AmpC β ラクタマーゼ　61
A 群 β 溶血レンサ球菌　21
BLNAR　27
BMI　116
COMS　11
CRE　62
CRRT　115
CRT　82
de-escalation　10
definitive therapy　37
DIHS　91
DRESS　91
eCLcr　112
eGFR　112
empiric therapy　37
ESBL　26, 61
ESCAPPM　62
EWS　81
FASS　51
HaM　26, 34
IBW　112
ICSD　10
IMP 型　63
KPC 型　63

Mottling Score　82
MRSA　21
MSSA　21, 42
NDM 型　63
NEWS　81
NICE　9
OXA-48　63
PEK　25, 34
POMEST-5Ds　6
qSOFA　79, 81
quick SOFA　65
S&B　29
SAFE-Rx　7
SIRS　78, 81
SJS　91
SOFA スコア　78
SPACE　27, 34
SSCoNE　20
ST 合剤　49, 54
TEN　91
Test Dose　100

和文

あ行

アジスロマイシン　48, 55, 97
アズトレオナム　53, 95
アナフィラキシーの診断基準　90
アミカシン　45, 54, 96
アミノグリコシド系抗菌薬　45, 53, 96
アモキシシリン　46
アモキシシリンチャレンジ　100
アレルギー　87
アレルギー型の分類　89
アレルギーを訴える患者への問診　98
アンピシリン　40
イミペネム / シラスタチン　43
エリスロマイシン　53, 97
黄色ブドウ球菌　21
悪寒　65
悪寒戦慄　65

か行

カテーテル関連血流感染症　70, 72
化膿性レンサ球菌　21
芽胞　31
カルバペネマーゼ　62
カルバペネム系抗菌薬が効かない菌　44
カルバペネム系抗菌薬　43, 53, 95
カルバペネム耐性腸内細菌科細菌　62
カンジダ属　72
感染症治療の基本的な流れ　4, 5
感染症と臓器特異的パラメータ　13
感染性心内膜炎　72
基質特異性拡張型 β ラクタマーゼ　26
急性汎発性発疹性膿疱症　91
菌血症
　カンジダ属の——　72
　グラム陰性桿菌——　73
　レンサ球菌属による——　74
クラブラン酸　96
クラブラン酸 / アモキシシリン　46
グラム陰性桿菌　17, 33, 60
グラム陰性桿菌による菌血症　73
グラム陰性桿菌の自然耐性　58
グラム陽性球菌　17, 33
クラリスロマイシン　48, 97
クリアランス　121
クリンダマイシン　46, 54, 55
経験的治療　37
血液培養　65
　フォローアップの——　72
血液培養ボトル　68
嫌気性菌　30
ゲンタマイシン　45, 54, 96
コアグラーゼ陰性ブドウ球菌　23, 69
抗菌薬 MAP　107
抗菌薬 MAPmini　119
抗菌薬アレルギー　87
抗菌薬と投与期間　12
抗菌薬の作用機序　38
交差反応　88, 92
呼吸器感染症　71
固定用量　113

筆者プロフィール

佐野邦明　さの・くにあき

獨協医科大学埼玉医療センター薬剤部所属。同救命救急センター専従薬剤師。東邦大学大学院修了。獨協医科大学病院薬剤部、同埼玉医療センター薬剤部TDM部門を経て、2010年より救命救急センターへ配属。以降、ERでも活動しながらICUでの薬物治療に携わる。日本DMAT隊員。

抗菌薬 BOOK & MAP
──抗菌薬治療の要点解説書（抗菌薬 BOOK）1冊と
　抗菌薬詳細一覧表（抗菌薬 MAP）2枚

発行 2022年 6月30日　第1版第1刷
　　 2022年10月 9日　第1版第2刷

監修者　　笠原　敬

著　者　　佐野邦明©

装　幀　　長谷川周平

写真(帯)　揚野市子

イラスト　寺平京子（スタートライン）

発行者　　藤本浩喜

編集協力　岡部順子

発行所　　有限会社シーニュ

　　　　　〒156-0041 東京都世田谷区大原 2-21-3
　　　　　電話＋FAX　03-5300-2081

印刷・製本　　壮光舎印刷株式会社

ISBN 978-4-910440-04-0　Y3000E

『抗菌薬 BOOK & MAP』をご購入いただいた方へ

特別付録『抗菌薬 MAP』（PDF 版）のお知らせ

特別付録として、『抗菌薬 MAP』の PDF 版を無料でダウンロードすることができます。

【手順】

①ダウンロードサイトにアクセスしてください（巻末の袋綴じ内にサイト URL ［QR コード］を示しています）。

▼

②袋綴じ内にある 16 桁のシリアルコードと、ご自身のメールアドレスを入力してください。

▼

③入力したメールアドレス宛に「認証コード」が届きます。また、画面に「認証コード」の入力ボックスが現れます。

▼

④「認証コード」を入力して「送信」ボタンを押すと、『抗菌薬 MAP』（PDF 版）のダウンロードができる URL が表示されます（入力したメールアドレス宛にも同じ URL 情報が届きます）。

▼

⑤URL をクリックして『抗菌薬 MAP』（PDF 版）をダウンロードしてください（一定期間後、ダウンロードできなくなります）。

【注意点】

①『抗菌薬 MAP』（PDF 版）はご購入いただいたご本人のみに提供するものです。
②『抗菌薬 MAP』（PDF 版）には、**不正利用を防ぐ目的で全ページに利用者情報（登録者のシリアルコードとメールアドレス）が組み込まれています。**これらは見えないようになっていますが、表面のみ、利用者のシリアルコードが表示されています。
③『抗菌薬 MAP』（PDF 版）は個人利用であれば自由にお使いいただけます。ただし、他人へのコピー、譲渡、共有（共有 PC やクラウド上にデータを置いて複数名で読むことなど）、販売はすべて禁止となります。
④1 冊につき 1 ライセンスです。ライセンス使用済みの中古書では利用できません。
⑤サイトからのダウンロードを保証する期間は 2022 年 6 月 1 日から 2032 年 6 月 1 日までとなります。